약 안 쓰고 병 고치기

약손문고 1
약 안 쓰고 병 고치기

기획 | 민족의학연구원
편집 | 박푸짐, 송종서, 송춘남, 이경희, 이정은, 전호근
그림 | 이원우
감수 | 곽노규 (한의사, 강남동일한의원 원장)
디자인 | Studio Bemine
본문 편집 | 희수 Com
제작 | 심준엽
영업 | 김지은, 백봉현, 안명선, 이옥한, 이재영, 조병범, 최정식
홍보 | 조규성
관리 | 유이분, 전범준, 한선희
인쇄 · 제본 | (주)영신사

1판 1쇄 펴낸 날 | 2009년 7월 1일
1판 2쇄 펴낸 날 | 2009년 8월 27일
펴낸이 | 윤구병
펴낸 곳 | (주) 도서출판 보리
출판등록 | 1991년 8월 6일 제9-279호
주소 | 경기도 파주시 교하읍 문발리 파주출판도시 498-11 우편번호 413-756
전화 | 031-955-3535(영업) 031-955-3673(홍보)
전송 | 031-955-3533
홈페이지 | www.boribook.com
전자우편 | bori@boribook.com

민족의학연구원
주소 | 서울시 마포구 서교동 481-2 태복빌딩 402호
전화 | 02-322-3169
전송 | 02-322-3159
홈페이지 | www.kmif.org
전자우편 | iakson@empal.com

ⓒ 민족의학연구원, 2009

이 책의 내용을 쓰고자 할 때는 저작권자와 출판사의 허락을 받아야 합니다.
잘못된 책은 바꾸어 드립니다.
값 12,000원

ISBN 978-89-8428-554-5 14510
이 책의 국립중앙도서관 출판시도서목록(CIP)은 e-CIP
홈페이지(http://www.nl.go.kr/cip.php)에서 볼 수 있습니다.(CIP제어번호 : CIP2009001714)

약 안 쓰고
병 고치기

민족의학연구원 엮음

보리

▪ 약손문고를 펴내며

어머니 손길 같은 마음으로

　엄마 손은 약손이다. 그렇다. 아이는 질병이나 사고를 막을 아무런 힘과 지혜와 경험을 갖지 못한 채 세상에 얼굴을 내민다. 아기를 보듬고 젖을 물려 건강하게 길러 내는 일은 엄마 몫이다. 엄마 손길만이 이 일을 해낼 수 있다. 화타나 편작과 같은 전설적인 명의들이 무더기로 몰려와도 어린 아기를 제대로 지킬 수 없다. 사랑으로 감싸고 어루만져 주는 엄마 손길이 없다면 아기가 하루인들 제대로 자라날 수 있으랴.

　우리는 모두 어머니의 아이들이지만 언젠가는 엄마 품을 떠날 수밖에 없다. 세상 모든 것이 지닌 운명처럼 어머니도 늙고 병들어 홀로 저승길을 가신다. 누구나 새싹으로 태어나 푸른 청춘을 살며 생명을 낳고 기르는 사이에 노인이 된다. 그 모든 '아이'들이 저마다 타고난 생명을 누리며 살아가려면 누군가는 엄마를 대신해서 보살펴 주어야 한다. 그러나 우리가 사는 세상은 약손 노릇을 제대로 못하고 있다. 약손은커녕 도리어 질병과 시름만 안기니 걱정이다.

수십 년째 신자유주의와 세계화라는 대홍수가 지구를 휩쓰는 동안 온 세상 풀뿌리들은 지치고 병들어 쓰러져 간다. 이런 어려운 때에 어머니 품처럼 따스한 손길 하나 보태려고 민족의학연구원을 세웠다. 겉으로만 풍요롭고 화려한 세상에서 날마다 고달프게 일하며 살아가는 사람들 앞에 약손문고를 내놓는다. 약손문고는 남녘과 북녘의 의료 역량을 한데 모아 갈라진 생명이 하나가 되고, 흩어진 살림이 하나가 되어 온 겨레가 건강을 되찾는 그 날까지 징검다리를 놓아 갈 것이다.

　우리가 젖 먹던 힘을 모으면, 아픈 배를 어루만져 주던 엄마 손길을 모으면 겨레와 인류의 건강을 지키는 데 적잖이 도움이 될 수 있다고 믿는다.

윤구병-농부 · 재단법인 민족의학연구원 이사장

| 일러두기 |

1. 이 책은 북녘에서 나온 《토법의 림상응용》(과학백과사전종합출판사, 1990)을 남녘 실정에 맞게 고쳐 쓴 책입니다.

2. 북녘에서 널리 쓰이는 토법을 두루 소개하고자 하였으나, 남녘에서 하기 힘든 치료법은 더러 빼기도 했습니다.

3. 〈혈자리 찾아보기〉에서 양옆에 대칭으로 있는 혈자리는 한쪽에만 번호를 붙여 주었습니다.

4. 본문에 나오는 혈자리 이름 옆에 어깨번호를 붙였습니다. 이 번호는 〈혈자리 찾아보기〉
에서 각 혈자리에 매긴 번호입니다. 해당 혈자리 번호를 찾아 혈자리 위치와 자세한 설
명을 볼 수 있습니다. 한 쪽에 같은 혈자리 이름이 두 번 이상 나올 때에는 맨 처음에만
어깨번호를 붙였습니다.

5. 의학 전문 용어는 가능한 한 쉬운 말로 바꾸어 쓰고, 익숙한 용어를 괄호 안에 병기했습
니다. 이를테면 '끈끈막(점막)' 같은 식입니다.

6. '혈자리', '치료점'처럼 흔히 쓰는 말이나 '반막모양근'처럼 표준국어대사전에 나오
지 않는 전문 용어는 붙여 썼습니다.

차례

- 약손문고를 펴내며 · 4
  어머니 손길 같은 마음으로

- 일러두기 · 6

- 머리말 · 12
  약 안 쓰고 병 고치기

- 옛 치료법 · 14
  우리 겨레는 어떻게 몸을 다스려 왔을까

- 부위별 혈자리 · 22
  혈자리 찾아보기

머리와 목

결막염 · 44 | 난청 및 귀울림 · 46
다래끼 · 49 | 머리가 아플 때 · 51
머리와 눈이 피로할 때 · 57 | 멀미가 날 때 · 60
목이 아플 때 · 62 | 비염 · 64
어지러울 때 · 66 | 얼굴 신경 마비 · 69
이가 아플 때 · 72 | 인후염 · 76
잇몸 염증 · 78 | 중이염 · 80
축농증 · 82 | 코 막힘 · 84
탈모증 · 86 | 편도염 · 88

가슴과 배

가슴이 두근거릴 때 · 92 | 가슴이 쓰릴 때 · 95
가슴이 아플 때 · 97 | 갈비뼈 사이 신경통 · 100
게울 때 · 105 | 급성 위염 · 108
기침을 할 때 · 110 | 담낭염 · 114
딸꾹질을 할 때 · 117 | 만성 간염 · 120
만성 기관지염 · 125 | 만성 위염 · 129
만성 장염 · 134 | 배가 아플 때 · 137
변비가 있을 때 · 142 | 설사를 할 때 · 146
숨이 가쁠 때 · 150 | 심장 신경증 · 152
위경련 · 155 | 젖앓이 · 158
천식 · 160 | 헛배가 부를 때 · 165

허리와 엉덩이

앉음뼈 신경통 · 168 | 치질 · 172
탈항 · 175 | 허리가 아플 때 · 177

팔다리와 손발

동상 · 184 | 무좀 · 186
발이 무겁거나 화끈거릴 때 · 188
발이 찰 때 · 190 | 생인손 · 191
손발이 저릴 때 · 193 | 암내 · 195
어깨가 아플 때 · 196 | 어깨 뼈마디 둘레 염증 · 199
접질림 · 202

온몸

경련이 일어날 때 · 206 | 냉병 · 209
열이 날 때 · 211 | 타박상 및 후유증 · 214

살갗

가려움증 · 220 | 농가진 · 222
두드러기 · 223 | 뾰루지 및 뾰루지 몰림 · 226
사마귀 · 228 | 살갗 트기 · 230
습진 · 231 | 신경성 피부염 · 233
티눈 · 236 | 화상 · 238

비뇨기와 생식기

급성 콩팥염 · 242 | 대하 · 245
만성 방광염 · 247 | 만성 콩팥염 · 249
발기부전 · 251 | 불임증 · 254
야뇨증 · 256 | 오줌이 안 나올 때 · 258
월경통 · 260 | 음부 가려움증 · 262
입덧 · 264 | 정액이 샐 때 · 267
질염 · 269

복합 병증

감기 · 272 | 갱년기 장애 · 277
고혈압 · 279 | 구루병 · 284
당뇨병 · 286 | 소아마비 후유증 · 288
신경 쇠약증 · 291 | 잠을 못 잘 때 · 295
저혈압 · 299

- 찾아보기 · 302

약 안 쓰고 병 고치기

머리말

　옛사람들은 머리가 지끈거릴 때 어떻게 가라앉혔을까? 배 속이 꼬일 때 어떻게 다스렸을까? 눈, 코, 입에 병이 들면 어떻게 치료했을까? 의원이나 약방이 곳곳에 널려 있었을 리 없고, 있었다 해도 진맥 한 번 잡히고 약재 한 첩 마련하기 힘든 살림이었을 게 뻔하다. 그러면 옛사람들은 질병을 그저 운명으로 받아들였을까? 아니다. 우리 조상들은 병을 막고 다스리는 방법을 갖고 있었다. 이 책은 그런 '옛 치료법'을 남았다.
　유치하고 비과학적으로 보일지 모르나, 이 속에는 수천 수백 년을 이어 온 겨레의 지혜가 담겨 있다. 흔히들 '민간요법'이라 부르며 현대 의학과 차별하기 일쑤이지만 옛 치료법은 요즘처럼 화학 약품이나 억지스런 힘을 쓰지 않고도 몸에 좋은 기운을 돋우면서 또 부작용이 드물다. 우리 몸이 스스로 병을 이겨 낼 수 있게 돕는 치료법이기 때문이다. 그러니 그저 낡아서 버려야 할 것으로 여길 게 아니라, 꼼꼼히 들여다보고 우리에게 이로운 걸 적극 받아들여야 하지 않겠는가.

옛사람들은 물, 불, 공기, 흙, 나무, 풀, 햇빛 같은 자연계 물질로부터 놀라운 치유력을 배우며 살았다. 또 그런 자연물 가운데 하나인 제 몸을 자극하여 피와 기운을 잘 돌게 하고 굳은 힘살(근육)을 풀어 병을 다스리고 건강을 지켰다. 이처럼 자연계와 몸의 생리를 한데 아우르는 옛 치료법은 범위도 넓고 앎도 깊다. 우리 조상들은 먹고 자고 놀고 일하는 것 하나하나에까지 자연 속에서 몸과 마음을 돌보는 뜻을 담았으니 더 말해 무엇 할까.

병은 정직하다. 환자가 제 몸과 마음을 어떻게 하며 살았던가를 고스란히 보여 준다. 사람뿐 아니라 사회도 그렇다. 오늘날 인류 생명을 위협하는 무서운 질병들은 그저 편하고 화려한 생활만 좇는 현대 사회가 드리운 어두운 그림자다. 조화와 질서를 잃어버린 지구 생태계에서는 까닭 모를 질병들이 빠르게 자라난다.

이렇게 보면 가장 훌륭한 질병 치료법은 옛사람들이 꾸리던 살림 속에서 찾아야만 하는지도 모른다. 조상들은 무엇보다 자연의 순리를 따르며 살았다. 쉼 없이 일하는 자연계의 생명 노동을 본받아 부지런히 제 몸을 움직여 농사를 짓고, 그렇게 거둔 곡식과 채소로 배를 채우며 살았다. 그러다 병이 들면 약이나 의사 없이도 스스로 몸을 다스려 건강을 되찾으려고 애썼다. 그런 생태적인 삶에 요즘처럼 무서운 병이 있었을 리 없다.

이제라도 몸과 마음을 추슬러 옛사람들이 펼쳐 놓은 건강의 지혜를 배울 수 있는 우리가 되었으면 좋겠다.

우리 겨레는 어떻게 몸을 다스려 왔을까

옛 치료법

예부터 우리 겨레가 질병을 다스리고 건강을 지키려고 일상에서 널리 써 온 치료법을 '민간요법'이라 하는데, 이 책에서는 '옛 치료법'이라고 이른다. 지금 북녘에서는 이를 '토법'이라 하며 꽤 널리 쓰고 있다. 가장 큰 이유는 의약품이 부족한 탓이겠지만, 실제 임상 치료에서 널리 쓰는 것은 효과가 나쁘지 않고 부작용도 거의 없기 때문이다. 오히려 약품 부작용에 시달리기 일쑤인 우리 남녘 사람들한테 새로운 느낌으로 다가온다.

다만 몸 어딘가 안 좋으면 금세 병원에 달려가서 효과 빠른 치료법을 찾기 마련인 사람들은 쓰기 불편하고 효과도 느리다는 이유로 옛 치료법을 마다할지 모른다. 그러나 의료 혜택을 받지 못하거나, 병원에 갈 형편이 못 되는 사람들에게는 큰 도움이 될 것이다. '의약품 남용'을 걱정하는 사람들이나, 가난한 사람들이나, 어느 쪽이든 저마다 유익하게 쓸 수 있기를 바란다. 이제 옛 치료법을 간단히 들여다보자.

누르기, 자극, 찜질, 감탕, 땀 내기, 운동, 물 맞기, 온천, 바닷물,

자연치료, 약물과 같은 옛 치료법들은 저마다 질병을 다스리는 힘을 가지고 있다. 그리고 한 가지 치료법만 쓸 때보다는 여러 치료법을 아울러 쓸 때 더 좋은 효과를 낸다. 만일에 독자들이 이 책에 나오는 어떤 질병을 앓는다면, 할 수 있는 한 여러 가지 치료법들을 함께 쓰기를 권한다.

누르기

손가락, 손바닥, 주먹, 팔꿈치로 아프고 피로한 몸을 주무르거나 두드려서 피를 잘 돌게 하는 치료법이다. 누르기는 열을 내리고 막힌 것을 열어 준다. 바람을 잘못 맞거나 찬 기운을 잘못 쐬어서 아픈 것을 풀고 경맥을 잘 통하게 한다. 또 비위(脾胃)를 튼튼하게 하고, 양기(陽氣)를 북돋고, 힘살(근육)을 튼튼하게 하고, 림프액을 빨리 돌게 한다.

자극

혈자리(경혈)나 치료점을 머리핀이나 볼펜처럼 끝이 뾰족한 도구로 자극하거나, 담뱃불 또는 향불을 가까이 댔다가 뜨거우면 떼는 방식으로 자극을 주거나, 겨자, 마늘, 파, 송진처럼 자극성이 강한 약물을 빻거나 갈아서 반창고나 붕대로 붙이는 것이다.

자극 요법은 물리, 화학 작용으로 물질대사를 활발하게 일으키고 통증을 가라앉히며 염증을 없애 준다.

찜질

살갗이나 끈끈막(점막)을 뜨겁거나 차게 자극하여 질병을 미리 막거나 고치는 치료법이다. 온도에 따라 더운찜질과 찬찜질로 나누고, 재료에 따라서는 모래찜질, 감탕 찜질, 온천 찜질, 돌찜질, 진흙 찜질, 약물 찜질 들로 나눈다. 또 재료 습도에 따라 마른찜질과 젖은찜질로 나눈다. 더운찜질은 더운물 주머니나 뜨거운 돌, 모래, 소금을 재료로 쓴다. 흔히 온천에서 하지만, 감탕, 진흙, 약물을 쓰기도 한다. 찬찜질은 얼음주머니나 찬 돌, 찬물, 얼음을 쓴다.

모래찜질은 해수욕과 함께 하기 좋다. 뜨거운 모래(40~50℃)를 다리에서 몸통으로 올라가며 5~10㎝ 두께로 덮는다. 이때 발끝과 심장 언저리, 얼굴과 목은 덮지 않으며, 머리는 그늘 속에 둔다. 시간은 15~30분이 적당하며, 그 뒤에는 물 끼얹기나 물줄기 맞기를 하고 그늘에서 쉰다. 공기욕을 하고 나서 모래찜질을 해도 좋다. 모래찜질은 피를 잘 돌게 하고, 물질대사를 활발하게 하고, 다친 조직을 빠르게 되살려 낸다. 또 몸속에 있던 나쁜 물질이 땀으로 빠져나가게 하고 콩팥(신장) 기능을 돕는다.

감탕은 도랑이나 하천 또는 바닷가 개펄에 오랫동안 쌓여 생기는 곤죽 같은 진흙을 말한다. 썩은 진흙처럼 보이기도 하고 냄새가 나기도 하지만 찜질 재료로서 뛰어난 효과를 낸다.

땀 내기

　가장 널리 쓰이는 옛 치료법 가운데 하나다. 요즘 대중목욕탕 사우나나 찜질방을 즐겨 찾는 이들은 땀 내기 치료법의 산증인이다. 물론 옛날 땀 내기는 요즘과 사뭇 다르다. 허준은《동의보감》에서 땀 내기 방법을 이렇게 소개한다. "땔나무로 불을 지펴 땅바닥이 뜨거워질 때까지 두었다가 불과 재를 쓸고 바닥에 물을 뿌린다. 그 위에 누에똥, 측백나무 잎, 복숭아나무 잎, 쌀겨를 한데 섞어 7㎝ 두께로 깔고 멍석을 편 다음에 환자를 눕히고 이불을 덮는다. 병이 심한 사람은 땀을 많이 내서는 안 된다."

　공기 온도에 따라 약한 땀 내기(50~75℃)와 중간 땀 내기(75~95℃), 센 땀 내기(95~110℃ 또는 그보다 뜨겁게)로 나누고, 공기 습도에 따라 마른 땀 내기(10% 미만), 중간 땀 내기(10~30%), 젖은 땀 내기(30~80%)로 나눈다.

운동

　팔, 다리, 목, 허리가 아픈 사람이 스스로 뼈마디(관절) 운동을 하거나, 누군가 곁에서 운동을 돕는 치료법이다. 운동 요법을 쓰면 뼈 조직이 빨리 불어나 뼈가 튼튼해지고, 또 아픈 곳 중추 신경이 제대로 움직일 수 있게 된다. 곧 병든 신경을 달래고 다스려 몸에 필요한 새로운 조건 반사를 만드는 것이다. 운동을 하면서 자연스레 산소를 많이 들이마시니 피가 잘 돌고, 소화기에도 좋은 영향을 준다.

물 맞기

북녘에서는 흔히 '덕수 맞기'라고 하는데, 2~3m 위에서 떨어지는 물줄기를 맞는 치료법을 말한다. 그리고 온천수나 바닷물 맞기, 물 끼얹기, 물총 맞기, 물 안마도 여기에 든다. 물 맞기는 심장 혈관이 제구실을 하게 돕고, 온몸에 피가 잘 돌게 한다. 또 물 맞기를 하면 신경계와 힘살이 튼튼해지고 장기도 튼튼해진다. 물질대사가 활발해지므로 음식물 소화, 영양분 흡수도 좋아진다.

온천

온천에는 몸에 좋은 여섯 가지 이온 성분이 많이 들어 있다. 나트륨, 마그네슘, 칼륨은 양이온이고, 염화 이온, 황산 이온, 탄산수소 이온은 음이온이다. 성분에 따라 짜고 쓴맛, 쇠 비린 맛, 시원한 맛, 달걀 썩은 냄새가 난다. 한편 적은 양이지만 온천에는 물질대사, 호르몬 대사, 효소 합성과 활성을 돕는 요오드, 철, 몰리브덴, 아연, 코발트, 망간, 니켈, 바륨, 카드뮴, 불소 같은 원소도 들어 있다.

온천욕은 혈액 순환을 돕고, 살갗 저항력을 높인다. 또 이온 성분 때문에 장기가 튼튼해진다. 또 온천물을 마시면 소화기 질병이나 만성 간염에 좋지만, 마시는 양과 횟수, 방법에 따라 효과가 다를 수 있으니 반드시 시간과 양을 정해 놓고 마셔야 한다.

바닷물

끓여 소독한 바닷물을 앓는 곳에 닿게 하거나 마셔서 질병을 다스리는 치료법이다. 살갗 염증을 비롯하여 신경병, 소화기병, 기관지염, 부인병, 입안이나 코에 생긴 질병에 잘 듣는다.

여름철 건강법 중 빼놓을 수 없는 것이 해수욕이다. 밥을 먹고 한두 시간이 지나서 팔, 다리, 머리, 목, 뒷머리 순서로 적시면서 천천히 들어가야 한다. 10분 헤엄치고 10분 쉬기를 번갈아 하는 게 좋다. 해수욕은 공기욕, 햇빛 쪼이기(일광욕), 그리고 모래찜질과 함께 하면 좋다

자연치료

옛사람들은 물 맑고 공기 좋고 햇살이 따스한 곳에서 사는 것을 장수의 비결이라고 여겨 왔다. 자연치료는 이처럼 날씨, 공기, 햇빛이 주는 이로움으로 병을 고치고 건강을 지키는 방법이다. 병증에 따라서는 이것들 가운데 가지만을 치료법으로 삼기도 한다.

공기욕은 20℃가 조금 넘고 산들바람이 부는 곳이 적당하다. 매연이 가득한 도시에 사는 사람들은 시골이나 숲속을 찾는 수고를 더해야 한다. 맑은 공기와 좋은 경치를 즐기면서 걷거나, 가벼

운 운동을 하는 것이 좋다. 가능한 한 살갗에 직접 맑은 공기를 쏘이되, 팔, 다리, 몸통 순서로 서서히 드러낸다. 시간은 10~15분부터 시작하여 날마다 5~10분씩 늘여 나중에는 한두 시간씩 하는 게 좋다. 공기뿐 아니라 햇볕, 기온, 습기, 바람까지 온몸으로 받아들일 수 있으니 금상첨화다.

햇빛 쪼이기는 온몸이나 아픈 곳에 미리 정한 시간 동안 햇빛을 쪼여 몸의 저항력을 높이고 병을 치료하는 방법이다. 팔과 다리부터 시작하여 차츰 가슴과 등, 허리와 배, 온몸으로 넓혀 간다. 오전 10시부터 오후 4시 사이에 하는 것이 좋고, 밥을 먹자마자 하거나 빈속에 하는 것은 좋지 않다. 시간은 10~15분부터 시작하여 날마다 5분씩 늘여 가다가 나중에는 30~40분쯤 한다.

약물

우리나라는 사계절이 뚜렷하고, 야트막한 산과 너른 들이 펼쳐져 예부터 사람과 동물에게 이로운 나무와 풀이 많았다. 옛사람들은 그것들 어느 하나도 소홀히 넘기지 않고 나물이나 약초로 즐겨 썼다. 전통 의학에서 나무와 풀의 성질을 여러 갈래로 나누어 약으로 쓰는 방법은 따로 있거니와, 민간에서 전해져 내려오는 약초 씀씀이도 그에 못지않다. 다만 여기서 말하는 약물 치료는 한약재로 가공하지 않고 자연물 거의 그대로 쓰는 방법이다. 예를 들면 약초를 쪄서 땀 내기나 찜질에 쓰는 것을 말한다.

위에서 살핀 옛 치료법들이 모든 병을 잘 다스리는 것은 아니다. 몸이 너무 쇠약한 이를 비롯하여 급성 폐렴 환자, 심장 판막증이나 협심증 발작을 심하게 앓는 환자에게는 오히려 해로울 수 있다. 또 출혈성 질병, 전염성 질병, 세균으로 인한 활동성 폐결핵이나 간염, 심한 당뇨병, 고혈압 2기 이상으로 진단을 받은 환자도 현대 의학에 기대는 편이 낫다. 그런가 하면 심한 동맥 경화증을 비롯한 혈관 계통 환자, 중추 신경 계통 환자, 갑상선 중독, 종양, 심장에 문제가 생겨 비만증에 걸린 환자도 마찬가지다.

그러나 어떤 질병은 옛 치료법이 더 뛰어난 효과를 보이기도 한다. 눈, 코, 귀, 입안 질병을 비롯하여 감기, 기관지염, 천식 같은 호흡기 질병도 잘 다스린다. 나아가 가벼운 동맥 경화증이나, 협심증 발작, 만성 위염 같은 소화기 질병, 신경통을 비롯한 말초 신경 계통 질병, 고혈압 초기, 타박상 후유증, 여성 성기 염증, 만성 피부염에도 잘 듣는다.

옛 치료법은 우리 몸 스스로 병을 다스릴 수 있게 돕는 것이므로 병을 앓은 지 얼마 안 되었거나, 급성에서 만성으로 넘어가는 때이거나, 만성 환자, 후유증 환자, 회복기 환자들에게 특히 좋다.

혈자리 찾아보기

부위별 혈자리

머리 앞

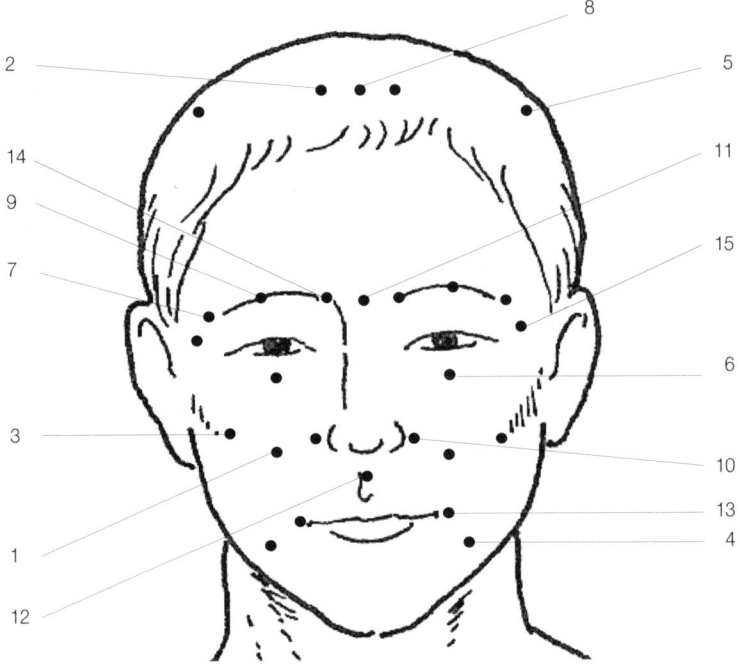

1. **거료혈**: 눈동자에서 내리그은 수직선과 콧방울 아래 기슭을 지나는 수평선이 교차하는 자리.
2. **곡차혈**: 앞머리가 난 경계 한가운데에서 0.5치 올라가, 양옆으로 1.5치.
3. **권료혈**: 눈꼬리를 지나는 수직선과 콧방울 기슭을 지나는 수평선이 만나는 자리. 광대뼈 아래 모서리에 우묵한 곳이다.
4. **대영혈**: 아래턱뼈각(하악각)을 짚어 내려올 때 도드라진 씹기 근육(저작근)을 지나자마자 우묵한 자리.
5. **두유혈**: 귀밑머리(살쩍) 앞쪽 경계를 지나는 수직선과 머리카락 경계를 지나는 수평선이 만나는 자리.
6. **사백혈**: 눈동자로부터 곧게 1치 아래.
7. **사죽공혈**: 눈썹 바깥쪽 끝에 있는 우묵한 자리.
8. **신정혈**: 앞머리 중심선을 따라 앞머리 경계로부터 0.5치 위.
9. **어요혈**: 눈썹 한가운데.
10. **영향혈**: 콧방울에서 양옆으로 0.5치. 손가락으로 꾹 누르면 윗니까지 저리다.
11. **인당혈**: 콧마루를 따라 올라가서 두 눈썹 사이 한가운데.
12. **인중혈**: 코와 윗입술 사이에 오목하게 골이 진 자리.
13. **지창혈**: 입꼬리에서 그은 수평선과 눈동자를 지나는 수직선이 만나는 자리.
14. **찬죽혈**: 눈썹 안쪽 끝에 우묵한 자리.
15. **태양혈**: 눈꼬리와 눈썹 바깥 끝을 잇는 선 한가운데에서 1치 뒤.

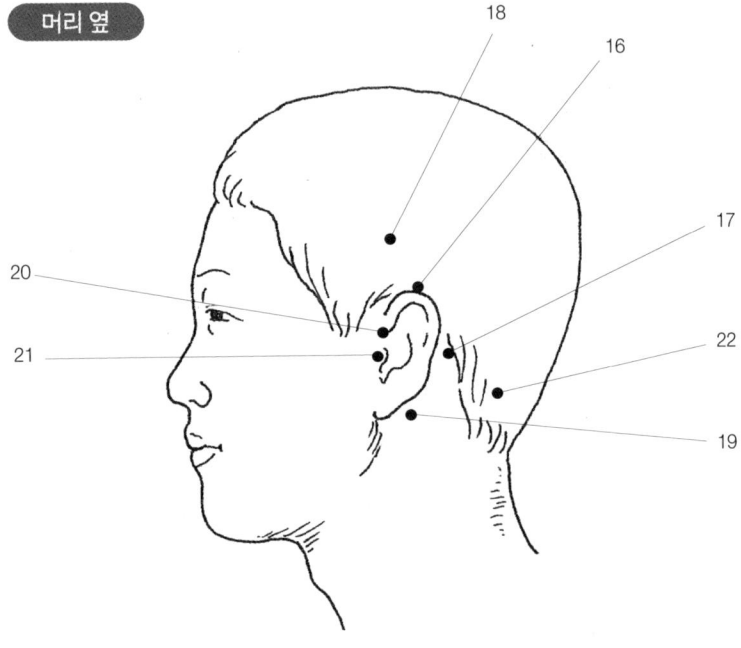

머리 옆

16. 각손혈: 귓바퀴를 앞으로 접었을 때 귓바퀴 위 끝이 옆머리에 닿는 자리.
17. 두규음혈: 귓구멍을 지나는 수평선 높이에서 귀뿌리로부터 1.5치 뒤.
18. 솔곡혈: 귓구멍을 수직으로 지나는 선 위에서 머리카락이 처음 난 곳으로부터 1.5치 위.
19. 예풍혈: 예풍혈: 귓불 뒤쪽으로 귀와 목이 만나는 무른 홈에서 1㎝쯤 아래. 누르면 몹시 아픈 자리.
20. 이문혈: 입을 벌렸을 때 귓불 위쪽 앞에 있는 우묵한 자리.
21. 청궁혈: 이주(귀구슬) 가장 도드라진 곳 앞에 있는 자리. 입을 벌릴 때 움푹 들어간다.
22. 풍지혈: 풍지혈: 귀 뒤쪽 아래 목덜미에 있는 굵은 힘살과 목에 있는 긴 힘살 사이 우묵한 자리.

머리 뒤

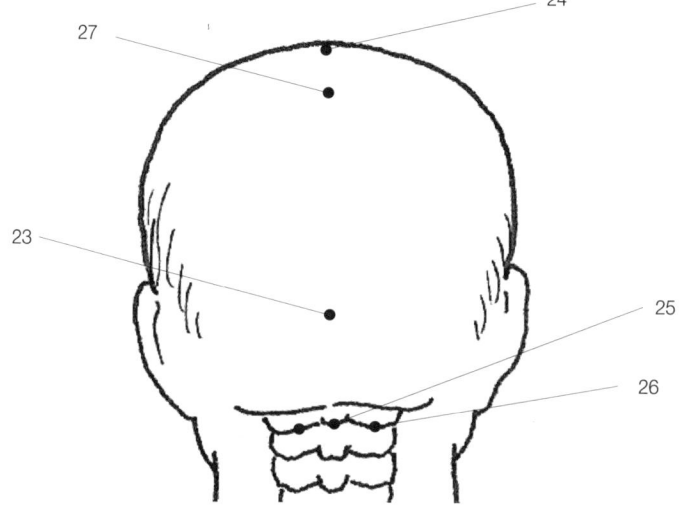

23. **뇌호혈**: 뒷머리가 난 경계에서 2.5치 올라가면 두드러진 뼈가 있고, 거기서 다시 0.5치 위로 우묵한 자리.
24. **백회혈**: 머리 중심선을 따라 머리카락이 난 경계에서 5치 올라가서 우묵한 자리.
25. **아문혈**: 1, 2번째 목등뼈 사이 한가운데.
26. **천주혈**: 1, 2번째 목등뼈 가시돌기 사이에서 양옆으로 1.5치.
27. **후정혈**: 뒷머리 한가운데 선을 따라 백회혈 뒤로 1.5치.

팔

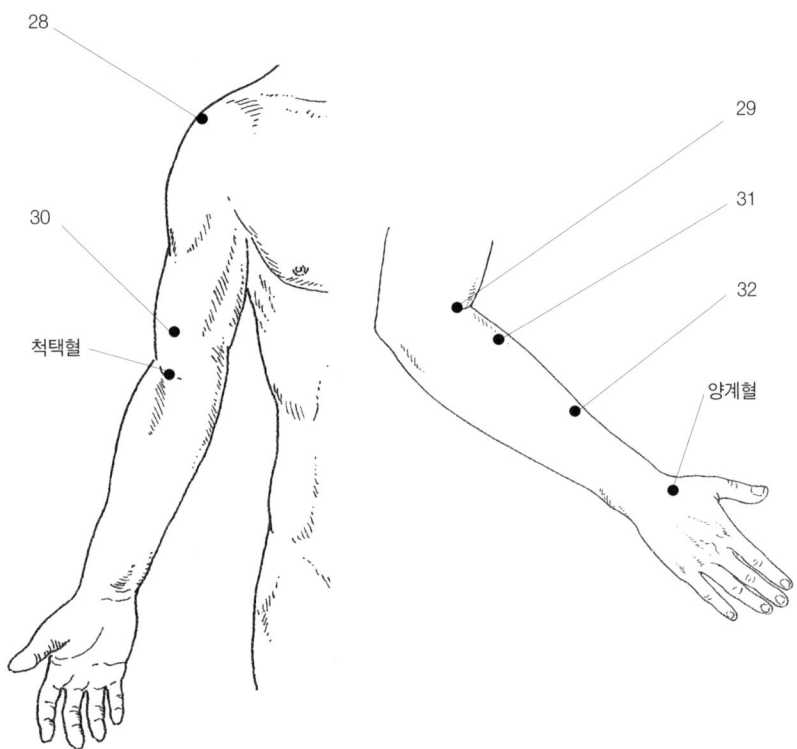

28. **견우혈**: 어깨 꼭대기 바깥쪽과 위팔뼈 사이 두툼하게 솟은 곳 가운데에 생기는 우묵한 자리.
29. **곡지혈**: 팔꿈치를 끝까지 굽혔을 때 안쪽에 생기는 가로금 바깥쪽 끝 자리.
30. **상척택혈**: 척택혈에서 위로 3~4cm 올라가 꾹 눌렀을 때 몹시 아픈 자리.
31. **수삼리혈**: 양계혈과 곡지혈을 잇는 선을 그을 때 곡지혈 아래로 2치.
32. **온류혈**: 수삼리혈과 양계혈을 잇는 선을 그을 때, 수삼리혈에서 밑으로 4치.

손

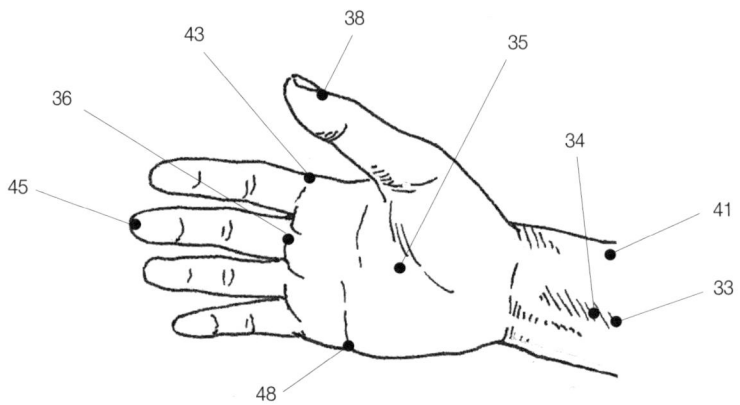

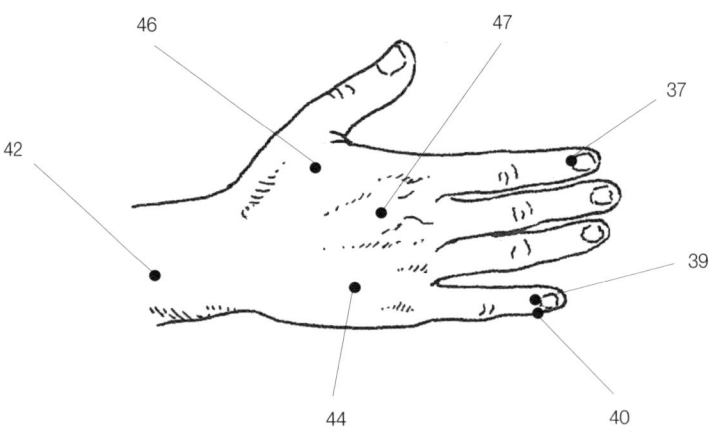

33. **간사혈**: 손목 안쪽 가로금에서 3치 위, 두 힘줄 사이. 내관혈에서 위로 1치.
34. **내관혈**: 손목 안쪽 가로금 한가운데서 2치 위, 두 힘줄 사이.
35. **노궁혈**: 가볍게 주먹을 쥘 때 가운뎃손가락과 넷째 손가락 끝이 손바닥에 닿는 두 점 사이 한가운데.
36. **무명혈**: 가운뎃손가락과 손바닥을 잇는 가로금 한가운데.
37. **상양혈**: 집게손가락 손톱 뿌리에서 엄지손가락 쪽으로 0.1치 뒤.
38. **소상혈**: 엄지손가락 손톱 뿌리 그 손바닥 쪽 모서리에서 0.1치 뒤.
39. **소충혈**: 새끼손가락 손톱 뿌리 넷째 손가락 쪽 모서리에서 0.1치 뒤.
40. **소택혈**: 새끼손가락 손톱 뿌리 바깥쪽 모서리에서 0.1치 뒤.
41. **열결혈**: 큰절할 때처럼 두 손을 깊게 겹쳐서 잡을 때 위로 올라온 손의 집게손가락을 다른 쪽 손목 안쪽 모서리에 올려놓아 집게손가락 끝이 닿는 자리. 꾹 누르면 몹시 아프다.
42. **외관혈**: 손등 쪽 손목 가로무늬 한가운데 있는 우묵한 곳(양지혈)에서 두 뼈 사이로 2치 올라간 자리.
43. **이간혈**: 집게손가락과 손바닥을 잇는 가로금의 엄지손가락 쪽 끝 자리.
44. **중저혈**: 손등쪽 넷째, 다섯째 손바닥뼈 사이 우묵한 자리. 손가락뼈 본 마디 뒤에 있다.
45. **중충혈**: 가운뎃손가락 맨 끝 한가운데로, 손톱에서 0.1치 떨어진 자리.
46. **합곡혈**: 엄지손가락과 집게손가락이 만나는 곳에서 집게손가락 뼈 기슭을 따라 손목으로 올라가다 누르면 찌릿하게 아픈 자리.
47. **항강혈**: 손등 쪽 둘째와 셋째 손가락뼈가 처음 갈라지는 자리.
48. **후계혈**: 주먹을 쥘 때 새끼손가락 옆 바깥쪽으로 삐져나온 큰 주름 끝 자리.

다리

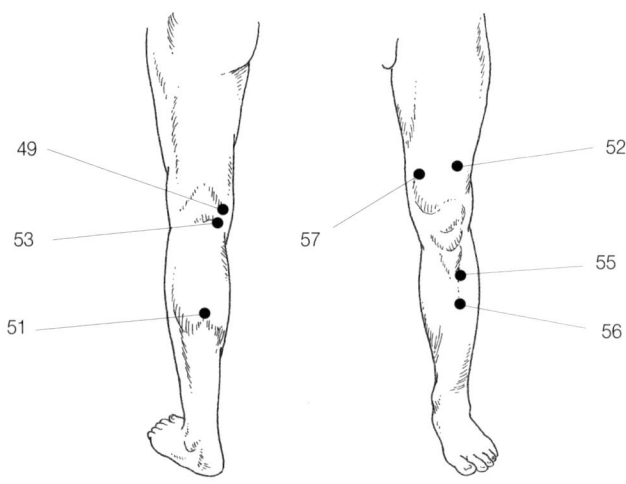

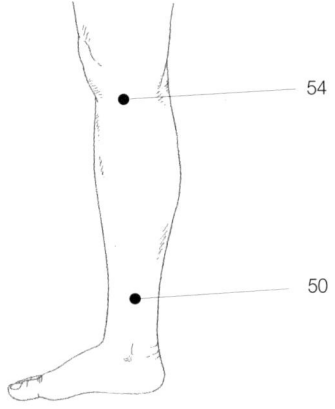

49. **곡천혈**: 무릎을 굽혔을 때 오금의 가로금 안쪽 끝 반막모양근 위에 있는 오목한 자리.

50. **삼음교혈**: 안쪽 복사뼈 한가운데서 곧게 위로 3치 올라가서 굵은 정강이뼈 뒤 기슭.

51. **승산혈**: 장딴지 힘살 두 갈래가 합쳐지는 자리의 끝으로, 발목 관절을 쭉 폈을 때 사람 인(人) 자 모양으로 오목하게 들어가는 자리.

52. **양구혈**: 무릎뼈 위 바깥쪽 기슭에서 위로 2치.

53. **음곡혈**: 무릎을 굽혔을 때 안쪽 가로금 끝머리에 반힘줄모양근과 반막모양근 사이에 있는 움푹한 자리.

54. **음릉천혈**: 종아리 안쪽 뼈의 뒤쪽 가장자리와 장딴지근 사이에 있는 움푹한 자리.

55. **족삼리혈**: 무릎을 굽혔을 때 무릎 뼈마디에서 3치 내려가 정강이뼈 앞에서 바깥쪽으로 한 손가락 너비 되는 자리. 누르면 찌릿한 느낌이 온다.

56. **충수(난미)혈**: 무릎을 굽혔을 때 무릎 뼈마디에서 3치 내려가 정강이뼈 앞 기슭에서 바깥쪽으로 한 손가락 너비 되는 자리. 족삼리혈에서 2치 아래이다.

57. **혈해혈**: 무릎뼈 안쪽 위 가장자리에서 위로 2치 올라가서 다시 안쪽으로 1치 들어간 자리.

발

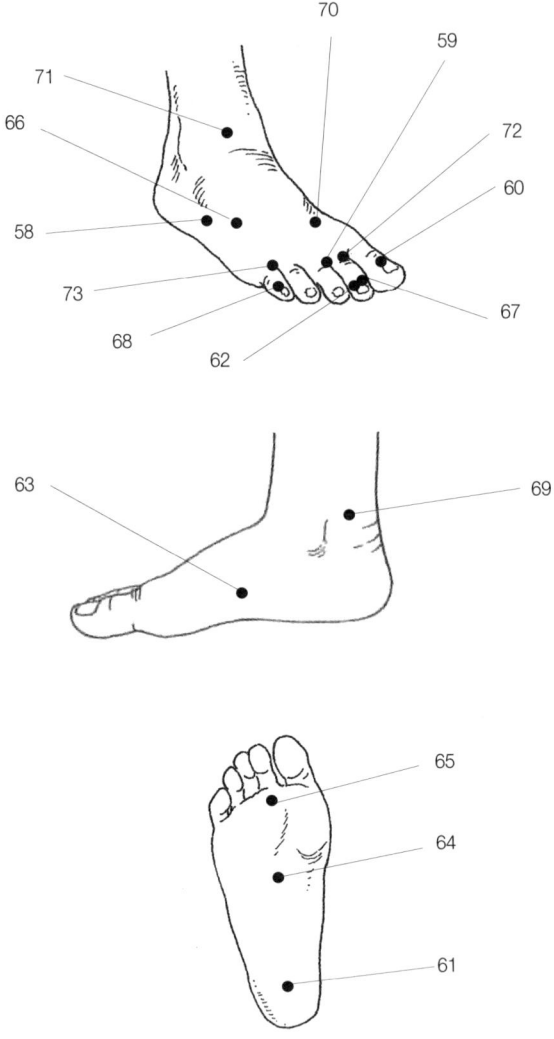

58. **금문혈**: 바깥 복사뼈 앞쪽 밑, 발꿈치뼈(종골) 바깥쪽에 오목하게 들어간 자리.
59. **내정혈**: 둘째, 셋째 발가락이 갈라진 곳에서 위로 0.5치.
60. **대돈혈**: 엄지발가락 발톱 뿌리 둘째 발가락 쪽 모서리에서 뒤로 0.1치.
61. **실면혈**: 발바닥 한가운데를 지나는 수직선과 양쪽 복사뼈를 잇는 수평선이 만나는 자리.
62. **여태혈**: 둘째발가락 발톱 바깥 모서리에서 뒤로 0.1치.
63. **연곡혈**: 발등 도드라진 뼈에서 발바닥 안쪽으로 1.5치 곧게 내려가서 누르면 몹시 아픈 자리.
64. **용천혈**: 발가락을 뺀 발바닥을 3등분했을 때 위에서 1/3쯤 되는 우묵한 자리.
65. **이내정혈**: 둘째 발가락을 굽혀 발바닥에 닿게 할 때 발가락에서 가장 도드라진 부분이 닿는 자리.
66. **임읍(족임읍)혈**: 넷째 발가락과 다섯째 발가락이 만나는 자리(협계혈)에서 1.5치 위에 우묵한 자리.
67. **중앙여태혈**: 둘째 발가락 발톱 뿌리 한가운데서 뒤로 0.1치.
68. **지음혈**: 새끼발가락 발톱 바깥쪽 뒤 모서리에서 뒤로 0.1치.
69. **태계혈**: 안쪽 복사뼈 꼭대기와 아킬레스건을 잇는 수평선 한가운데.
70. **태충혈**: 엄지발가락과 둘째 발가락 뼈가 갈라진 곳 바로 앞 오목한 자리. 행간혈에서 뒤로 2치.
71. **해계혈**: 발목 뼈마디 앞쪽 가로금 한가운데.
72. **행간혈**: 엄지발가락과 둘째 발가락이 나뉘는 곳에서 위로 0.5치.
73. **협계혈**: 넷째 발가락과 새끼발가락 사이 얇은 살 가장자리에서 위로 0.5치.

몸앞

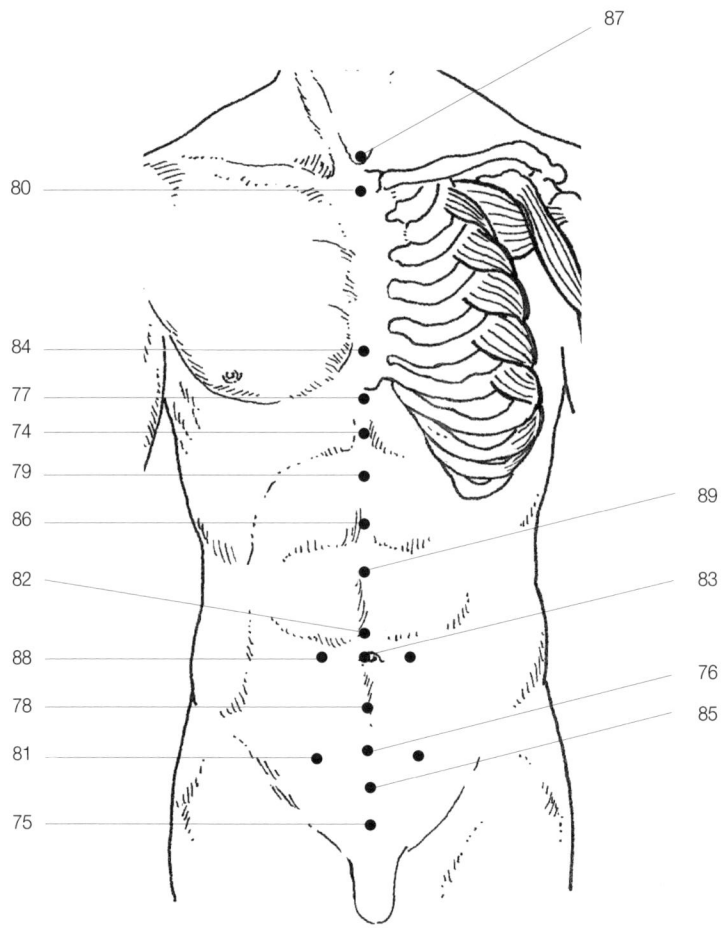

74. **거궐혈**: 명치끝에서 배꼽까지 8등분하여 점을 찍을 때 명치끝 쪽 첫째 점.
75. **곡골혈**: 불두덩뼈(치골)가 합쳐지는 선 위 기슭에서 위로 0.5치.
76. **관원혈**: 배꼽에서 곧게 아래로 3치.
77. **구미혈**: 명치끝에서 아래로 0.5치.
78. **기해혈**: 배꼽에서 곧게 아래로 1.5치.
79. **상완혈**: 명치끝에서 배꼽까지를 3등분 할 때 명치끝 쪽 첫째 점. 중완혈에서 위로 1치.
80. **선기혈**: 복장뼈(흉골) 한가운데 맨 위 움푹 들어간 홈에서 1.5cm 아래.
81. **수도혈**: 관원혈에서 양옆으로 2치.
82. **수분혈**: 배꼽에서 곧게 위로 1치.
83. **신궐혈**: 배꼽 한가운데.
84. **전중혈**: 두 젖꼭지 사이 한가운데.
85. **중극혈**: 배꼽 한가운데에서 곧게 아래로 4치.
86. **중완혈**: 명치끝과 배꼽을 연결한 선 한가운데.
87. **천돌혈**: 복장뼈 맨 위, 곧 목 아래로 움푹 들어간 곳 한가운데에서 위로 0.5치.
88. **천추혈**: 배꼽 한가운데에서 양옆으로 2치.
89. **하완혈**: 배꼽에서 명치까지 3등분했을 때 배꼽 쪽 첫째 점, 중완혈에서 아래로 2치.

몸 뒤

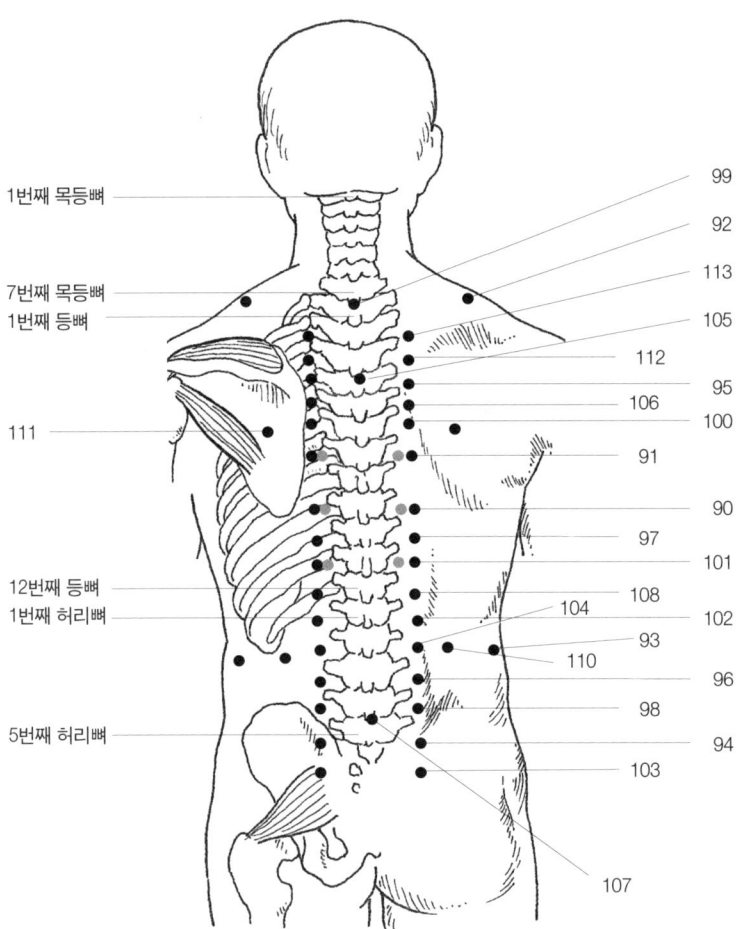

- 육화혈

90. 간수(간유)혈: 9, 10번째 등뼈(흉추) 가시 돌기 사이에서 양옆으로 2치쯤 나간 자리.
91. 격수(격유)혈: 7, 8번째 등뼈 가시 돌기 사이에서 양옆으로 2치쯤 나간 자리.
92. 견정혈: 대추혈과 어깨 꼭대기(견봉) 뼈 끝을 연결한 선 한가운데. 누르면 몹시 아프다.
93. 경문혈: 12번째 갈비뼈(늑골) 옆구리 쪽 끝에서 밑으로 1cm.
94. 관원수(관원유)혈: 5, 6번째 허리뼈 가시 돌기 사이에서 양옆으로 2치쯤 나간 자리.
95. 궐음수(궐음유)혈: 4, 5번째 등뼈 가시 돌기 사이에서 양옆으로 2치쯤 나간 자리.
96. 기해수(기해유)혈: 3, 4번째 허리뼈 가시 돌기 사이에서 양옆으로 2치쯤 나간 자리.
97. 담수(담유)혈: 10, 11번째 등뼈 가시 돌기 사이에서 양옆으로 2치쯤 나간 자리.
98. 대장수(대장유)혈: 4, 5번째 허리뼈 가시 돌기 사이에서 양옆으로 2치쯤 나간 자리.
99. 대추혈: 7번째 목등뼈와 1번째 등뼈 가시 돌기 사이.
100. 독수(독유)혈: 6, 7번째 등뼈 가시 돌기 사이에서 양옆으로 2치쯤 나간 자리.
101. 비수(비유)혈: 11, 12번째 등뼈 가시 돌기 사이에서 양옆으로 2치쯤 나간 자리.
102. 삼초수(삼초유)혈: 1, 2번째 허리뼈 가시 돌기 사이에서 양옆으로 2치쯤 나간 자리.
103. 소장수(소장유)혈: 엉치뼈 1번째 구멍 높이에서 몸 중심선으로부터 양옆으로 2치쯤 나간 자리.
104. 신수(신유)혈: 2, 3번째 허리뼈 가시 돌기 사이에서 양옆으로 2치쯤 나간 자리.

105. **신주혈**: 3, 4번째 등뼈 가시 돌기 사이.
106. **심수(심유)혈**: 5, 6번째 등뼈 가시 돌기 사이에서 양옆으로 2치쯤 나간 자리.
107. **양관혈(요양관)**: 4, 5번째 허리뼈 가시 돌기 사이.
108. **위수(위유)혈**: 12번째 등뼈와 1번째 허리뼈 가시 돌기 사이에서 양옆으로 2치쯤 나간 자리.
109. **육화혈**: 7, 8번째 등뼈 가시 돌기 사이, 9, 10번째 등뼈 가시 돌기 사이, 11, 12번째 등뼈 가시 돌기 사이에서 각각 양옆으로 1.5치쯤 나간 6개의 혈.
110. **지실혈**: 2, 3번째 허리뼈 가시 돌기 사이에서 양옆으로 3치쯤 나간 자리. 신수혈에서는 바깥쪽으로 2치쯤에 있다.
111. **천종혈**: 어깨뼈 한가운데 자리. 누르면 몹시 저리다.
112. **폐수(폐유)혈**: 3, 4번째 등뼈 가시 돌기 사이에서 양옆으로 2치쯤 나간 자리.
113. **풍문혈**: 2, 3번째 등뼈 가시 돌기 사이에서 양옆으로 2치쯤 나간 자리.

혈자리 이름으로 찾기

각손혈 → 머리 옆	대영혈 → 머리 앞
간사혈 → 손	대장수(대장유)혈 → 몸 뒤
간수(간유)혈 → 몸 뒤	대추혈 → 몸 뒤
거궐혈 → 몸 앞	독수(독유)혈 → 몸 뒤
거료혈 → 머리 앞	두규음혈 → 머리 옆
격수(격유)혈 → 몸 뒤	두유혈 → 머리 앞
견우혈 → 팔	무명혈 → 손
견정혈 → 몸 뒤	백회혈 → 머리 뒤
경문혈 → 몸 뒤	비수(비유)혈 → 몸 뒤
곡골혈 → 몸 앞	사백혈 → 머리 앞
곡지혈 → 팔	사죽공혈 → 머리 앞
곡차혈 → 머리 앞	삼음교혈 → 다리
곡천혈 → 다리	삼초수(삼초유)혈 → 몸 뒤
관원수(관원유)혈 → 몸 뒤	상양혈 → 손
관원혈 → 몸 앞	상완혈 → 몸 앞
구미혈 → 몸 앞	상척택혈 → 팔
권료혈 → 머리 앞	선기혈 → 몸 앞
궐음수(궐음유)혈 → 몸 뒤	소상혈 → 손
금문혈 → 발	소장수(소장유)혈 → 몸 뒤
기해수(기해유)혈 → 몸 뒤	소충혈 → 손
기해혈 → 몸 앞	소택혈 → 손
내관혈 → 손	솔곡혈 → 머리 옆
내정혈 → 발	수도혈 → 몸 앞
노궁혈 → 손	수분혈 → 몸 앞
뇌호혈 → 머리 뒤	수삼리혈 → 팔
담수(담유)혈 → 몸 뒤	승산혈 → 다리
대돈혈 → 발	신궐혈 → 몸 앞

신수(신유)혈 → 몸 뒤
신정혈 → 머리 앞
신주혈 → 몸 뒤
실면혈 → 발
심수(심유)혈 → 몸 뒤
아문혈 → 머리 뒤
양관혈(요양관) → 몸 뒤
양구혈 → 다리
어요혈 → 머리 앞
여태혈 → 발
연곡혈 → 발
열결혈 → 손
영향혈 → 머리 앞
예풍혈 → 머리 옆
온류혈 → 팔
외관혈 → 손
용천혈 → 발
위수(위유)혈 → 몸 뒤
육화혈 → 몸 뒤
음곡혈 → 다리
음릉천혈 → 다리
이간혈 → 손
이내정혈 → 발
이문혈 → 머리 옆
인당혈 → 머리 앞
인중혈 → 머리 앞
임읍(족임읍)혈 → 발
전중혈 → 몸 앞
족삼리혈 → 다리
중극혈 → 몸 앞

중앙여태혈 → 발
중완혈 → 몸 앞
중저혈 → 손
중충혈 → 손
지실혈 → 몸 뒤
지음혈 → 발
지창혈 → 머리 앞
찬죽혈 → 머리 앞
천돌혈 → 몸 앞
천종혈 → 몸 뒤
천주혈 → 머리 뒤
천추혈 → 몸 앞
청궁혈 → 머리 옆
충수(난미)혈 → 다리
태계혈 → 발
태양혈 → 머리 앞
태충혈 → 발
폐수(폐유)혈 → 몸 뒤
풍문혈 → 몸 뒤
풍지혈 → 머리 옆
하완혈 → 몸 앞
합곡혈 → 손
항강혈 → 손
해계혈 → 발
행간혈 → 발
혈해혈 → 다리
협계혈 → 발
후계혈 → 손
후정혈 → 머리 뒤

약 안 쓰고
병 고치기

머리와 목

결막염
난청 및 귀울림
다래끼
머리가 아플 때
머리와 눈이 피로할 때
멀미가 날 때
목이 아플 때
비염
어지러울 때

얼굴 신경 마비
이가 아플 때
인후염
잇몸 염증
중이염
축농증
코 막힘
탈모증
편도염

결막염

머리와 목

눈알과 눈꺼풀이 맞닿는 끈끈막(점막)에 세균이 옮거나 물리적 화학적 자극으로 염증이 난 것이다. 고름을 만드는 화농균, 바이러스, 자외선, 눈에 잘못된 것이 들어가서 자극할 때, 그 밖에 산과 알칼리가 화학 작용을 일으켜서 생긴다.

급성일 때에는 눈곱이 끼고 눈이 아프며 깔깔한 느낌이 들면서 가렵다. 때로는 눈부심도 있다. 만성일 때에는 눈곱은 적게 끼지만 깔깔하고 가려우며 눈이 쉽게 피로해진다.

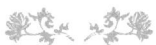

자극

신선한 미나리아재비 뿌리에 소금을 조금 넣고 짓찧어서 쌀알 크기로 빚어 아픈 쪽 손목 내관혈에 놓고 물집이 생길 때까지 반창고로 붙여 둔다.

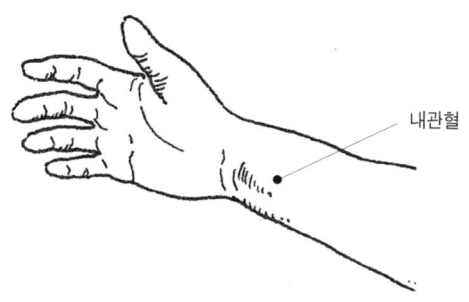

찜질

아주까리 잎을 짓찧어 헝겊에 싸서 15~30분쯤 뜨거운 김에 쪄 낸 다음 눈두덩에 대고 30분 찜질한다.

바닷물

바닷물을 끓여 소독하여 결막을 씻거나 눈에 떨어뜨린다.

다른 치료법

황벽나무 껍질 8g에 물 200㎖를 붓고 달여서 자주 눈을 씻는다.
파 흰 밑뿌리를 잘 씻어 달인 물로 눈을 씻는다.
매자나무 달인 물로 눈을 씻는다.

난청 및 귀울림

머리와 목

귀 안에서 소리가 나거나 잘 듣지 못하는 병이다. 뇌 신경 세포 병으로 몸속 변화가 속귀 신경(청신경)을 자극하여 생긴다. 그 밖에 속귀 신경 염증, 스트렙토마이신(항생제) 부작용, 가운데귀 염증, 유스타키오관(이관) 염증, 편도선이 붓는 병 때문에 생긴다.

귀울림은 귀에서 태풍이 휘몰아치는 소리, 우는 소리, 전봇대 윙윙거리는 소리와 같은 갖가지 소리가 난다.

난청도 속삭이는 말이 잘 들리지 않는 정도부터 큰 소리도 들리지 않는 정도까지 여러 가지다. 그런가 하면 큰 소리로 이야기하는 것은 잘 듣지 못해도 속삭이는 소리는 잘 듣는 난청도 있다.

이 밖에도 전음성 난청과 감응성 난청이 있다. 전음성 난청은 바깥귀나 가운데귀에 탈이 나서 음파가 제대로 와 닿지 않는 것이다. 감응성 난청은 속귀나 속귀 신경이 잘못되어 음을 제대로 받아들이지 못하는 것으로, 노인들에게 흔하다.

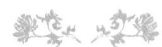

누르기

귀 뒤에 있는 두규음혈[17]을 가운데 두고 귀 둘레, 눈꼬리에서 머리털이 난 이마 경계를 지나 각손혈[16]까지, 그리고 신정혈[8]로부터 백회혈[24], 후정혈[27]을 거쳐 천주혈[26]까지, 또 이마 구석에 있는 곡차혈[2]에서 풍지혈[22]까지, 다시 천주혈에서 풍지혈을 거쳐 예풍혈[19]까지를 손바닥으로 몇 번 문지른 뒤에 엄지손가락과 집게손가락으로 누른다. 너무 세거나 약하지 않게 천천히 서너 번 누른다.

같은 방식으로 등 쪽 견정혈, 심수혈, 간수혈, 신수혈, 배의 중완혈[86], 옆구리의 경문혈, 발목의 태계혈[69]을 누르고, 마지막으로 배꼽의 천주혈, 뒷목의 풍지혈[22]까지 문지른다.

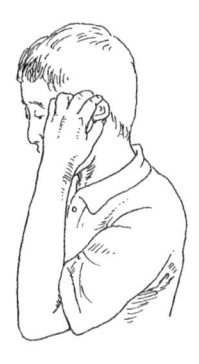
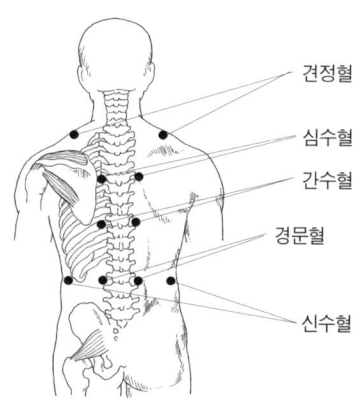

자극

　머리 옆 두규음혈, 청궁혈, 예풍혈, 이문혈을 볼펜 끝이나 머리핀처럼 끝이 뾰족한 물체로 세게 누르되 저린 느낌이 귓속과 입속으로 퍼져 나가게 대여섯 번 자극한다. 또는 이들 혈자리에 향불 자극을 열 번 남짓 준다.
　머리핀과 같이 길고 가늘며 끝이 뾰족한 물체를 8~10개 모아 쥐고 어깨와 등 살갗이 벌겋게 되도록 눌러 자극을 준다.

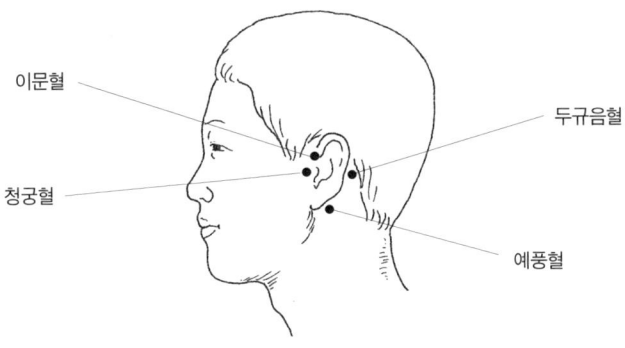

다래끼

머리와 목

속눈썹 털집(모낭)과 기름샘(피지샘)이 곪는 병이다. 흔히 포도상 구균이 옮아서 생기는데 피곤하거나 질병에 맞서는 기운이 부족할 때 더 잘 생긴다.

눈꺼풀 기슭에 벌겋고 딴딴한 멍울이 생겨 눈을 깜빡거릴 때마다 당기고 누르면 몹시 아프다. 4~7일이 지나면 곪아 터진다.

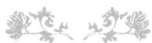

누르기

눈썹에 있는 어요혈[9], 사죽공혈[7], 찬죽혈[14]을 3~4분씩 하루 3~4회 손가락으로 누르면서 문지른다.

자극

배꼽 한가운데 신궐혈[83]에 보드라운 소금을 가득 채워 넣고 붕대나 반창고를 붙인다. 하루에 한 번씩 바꾸어 붙이면서 사흘 동안 하면 낫는다.

다래끼가 생긴 반대쪽 발바닥 중심부를 간지럽게 자극하면 곪지 않고 삭는다.

소독한 바늘로 엄지손가락 소상혈[38]과 엄지발가락 대돈혈[60]을 찔러 피를 몇 방울 내면 잘 가라앉는다.

찜질

뜨겁게 데운 차돌을 수건에 싸서 다래끼가 난 곳에 대고 찜질한다.

따끈하게 데운 5~10% 소금물에 약솜이나 수건을 적시어 앓는 곳을 찜질한다.

달걀을 따끈하게 데워서 다래끼가 난 곳에 대고 5~10분씩 하루 2~3회 찜질하면 곧 사그라진다.

질경이 잎을 불에 쪼여 따뜻할 때 다래끼가 난 곳에 붙이고 찜질한다. 이틀이나 사흘 동안 되풀이하면 삭아 없어지거나 고름이 나오고 낫는다.

머리가 아플 때

머리와 목

흔히 머리를 세게 얻어맞았거나, 지나치게 신경을 썼거나, 너무 긴장했을 때에 머리가 아프다. 또 뇌종양, 뇌동맥 경화증, 급성 열성 질병, 여러 화학 물질에 의한 중독, 고혈압, 뇌출혈, 동맥 경화증, 콩팥병(신장병), 빈혈, 변비, 갱년기 장애, 불면증 같은 질병에 걸렸을 때에도 아프다.

질병에 따라 아픈 자리와 아픈 때가 다르고, 아픔도 조금 무거운 느낌부터 터질 것 같은 느낌, 바늘로 쿡쿡 찌르는 듯한 느낌까지 여러 가지가 있다.

보통 아침에 갑자기 생기는 한쪽 머리 아픔(편두통)은 머리를 움직이거나 누울 때면 더 심하고, 쉬거나 자면 조금 덜하다. 고혈압은 아침 또는 한밤중에 뒷머리가 세게 당기거나 위로 치받는 느낌이 들면서 아프고, 무더운 날씨에는 머리가 몹시 무거운 느낌이다. 뇌종양은 오전에 윗머리(두정골)가 아프고, 머리를 흔들 때나 숙였다 갑자기 들 때 더 아프다.

열이 조금 나면서 아픈 것이 흔한 감기 증상이다. 뇌막염이나 뇌염에 걸리면 열이 심하게 오르면서 의식이 흐려지고 몹시 아프다. 심한 스트레스나 울화병으로 신경 쇠약에 걸리면 머리 둘레가 꽁꽁 동여매인 것 같거나, 무겁고 텅 빈 느낌이 들다가 확 달아오르며 아프다. 일산화탄소 같은 가스에 중독되거나, 만성 콩팥염, 만성 위염을 앓을 때에는 앞머리가 둔하게 아프다. 뇌진탕 후유증은 머리 어느 한곳이 무거운 느낌으로 은은하게 아프다.

그 밖에 빈혈, 변비, 갱년기 장애, 불면증이 있을 때에도 머리가 무겁고 띵하다.

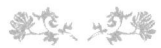

누르기

머리 전체가 아프면 정수리 백회혈을 손가락으로 꼭 누르면서 세게 비빈다.

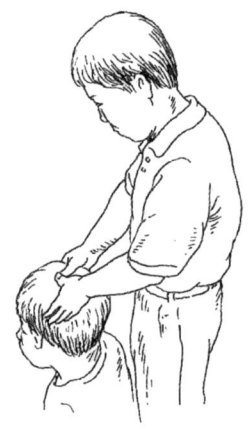

백회혈 누르기

고혈압이나 저혈압으로 머리가 아프면 목 뒤 천주혈[26]을 손가락으로 세게 누른다. 먼저 한쪽을 3초씩 다섯 번 거듭 누른 뒤에 나머지 한쪽도 같은 방식으로 누른다.

감기로 어깨가 뻐근하고 머리가 아프면 등의 견정혈을 손가락으로 세게 20~30초 누른다. 양쪽 모두 같은 방식으로 누른다.

지나치게 신경을 쓰거나 긴장하여 머리가 아프면 목덜미 풍지혈을 3~5분 동안 손가락이나 주먹으로 세게 누르면서 비빈다.

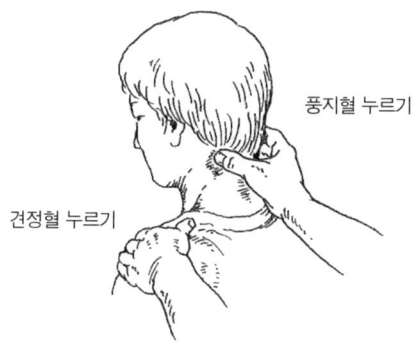

풍지혈 누르기
견정혈 누르기

머리에서 가장 아픈 곳을 찾아 손가락 끝으로 세게 비비며 누르거나 탁탁 두드려도 아픔이 덜하다. 가스 중독이나 피로, 신경성으로 머리가 아플 때 이런 방법이 효과 있다.

앞이마가 쏟아질 듯이 아프면 두 눈썹 사이 인당혈을 3분 동안 손가락으로 세게 비비며 누르거나, 앞머리점을 1분 동안 누르며 비빈다.

고혈압이나 신경 쇠약으로 옆머리가 아프면 옆머리 솔곡혈[18]을 손가락 끝으로 30초 동안 누르고, 손목 외관혈[42]을 3분쯤 꼭 누른다. 아픈 곳 반대쪽의 손목 혈자리를 누른다.

고혈압으로 뒷머리가 무겁고 둔하게 아프면 목등뼈 아문혈[25]을 손가락 끝으로 세게 누르면서 비빈다.

한쪽 머리가 아프고 눈 옆으로 난 핏줄이 벌렁벌렁 뛰면서 아프면 눈가의 태양혈을 지그시 10초쯤 눌렀다가 풀기를 되풀이한다.

그 밖에 다른 까닭으로 머리가 아프면 이마 양옆의 두유혈을 손가락으로 3~5분 동안 세게 누르면서 비벼 준다.

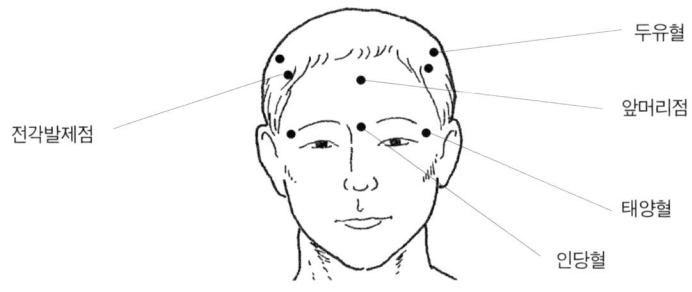

자극

백회혈[24], 천주혈[26], 견정혈[92]을 볼펜 끝으로 눌러 자극하거나 향불로 살짝 자극을 주면 아픔이 멎을 수 있다.

전각발제점(이마 양옆으로 머리카락이 돋아난 기슭을 눌러 아픈 곳), 앞머리점, 또 손가락 이간혈[43]을 머리핀이나 성냥개비 또는 엄지손톱으로 여러 번 비벼 눌러 자극을 주어도 된다.

찜질

머리가 아플 때에는 찬물에 적신 수건 또는 얼음덩어리를 넣은 고무주머니나 비닐 주머니를 머리에 댄다. 찬 기운이 가시면 다시 차게 갈아서 댄다.

머리가 텅 빈 느낌으로 무겁고 아프면 박하유나 박하뇌를 푼 물에 수건을 적셔서 자주 머리에 댄다.

열이 나고 가슴이 답답하면서 머리가 아프면 꽃다지 씨앗 80~100g을 물 1 l 에 넣고 달인 뒤, 그 물에 수건을 적셔서 이마에 댄다.

머리가 화끈 달면서 무겁고 아프면 두부 반 모에 밀가루 한 줌을 넣어 짓찧은 다음, 헝겊에 5~6㎜ 두께로 펴 이마에 올려놓고 찜질한다. 마르면 새것으로 갈아 준다.

땀 내기

감기로 머리가 아프면 온도 70~90℃, 상대 습도 16~20% 마른열 땀 내기탕에서 땀을 내거나, 온도 45~50℃, 상대 습도 60~80%인 젖은열 땀 내기탕 또는 약찜탕에서 하루에 한 번, 10~15분쯤 땀을 낸다.

운동

목을 앞뒤, 좌우로 가볍게 네 번, 힘을 조금 주면서 네 번쯤 움직인 다음 목을 왼쪽에서 오른쪽으로 천천히 네 번 돌린다. 이때 목에서 뚝뚝 하는 소리가 나도 괜찮다.

똑바로 앉은 자세에서 한 손 엄지손가락과 가운뎃손가락으로 양쪽 관자놀이를 누르고 다른 쪽 손바닥으로 뒷머리를 받친다. 그러고는 목을 앞 위로 밀어 주면서 머리를 뒤로 젖히고 숨을 세 번 쉰다. 그런 다음 천천히 처음 자세로 돌아오기를 세 번 되풀이한다.

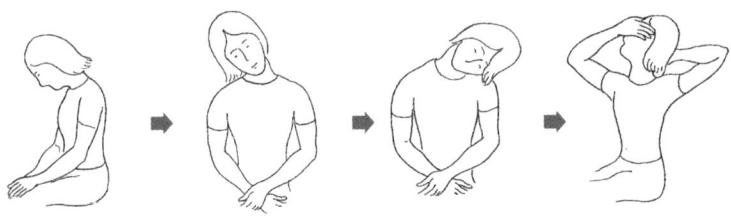

물 끼얹기

20℃가 채 안 되는 찬 광천을 3~5분씩 끼얹되 날마다 또는 하루 걸러 15~20회 한다.

머리와 눈이 피로할 때

머리와 목

머리가 무겁고 조금만 시끄러운 소리에도 머리가 아프며 눈이 피로하고 시다. 또 버스나 기차, 배에 앉아서 신문이나 책을 읽거나 저녁 늦게까지 일할 때 눈이 피로하면서 앞이 뿌옇고 눈물이 나오기도 한다. 이것은 모두 머리와 눈이 피로하기 때문이다. 잘 쉬지 못해서 피로할 때에는 눈이 벌겋게 되고 어깨가 아프며 목 근육까지 뻣뻣해진다.

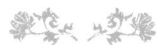

누르기

뒷머리 뼈와 목덜미 사이를 손가락으로 힘주어 누른다.

눈 언저리 위쪽 모서리에 네 손가락을 대고 안쪽에서 바깥쪽으로 누르면서 비벼 준다.

눈썹 바깥쪽 홈에서 광대뼈 위를 따라 귀 쪽까지, 힘이 머리 한

가운데에 실리도록 양손으로 가볍게 누른다.

한 손을 이마에 대고 다른 손 엄지손가락으로 목덜미 홈에서 귀 뒤쪽까지 누르되 누르는 힘이 이마 쪽에 가도록 누른다.

목 뒤 등세모근과 목 빗근 사이 언저리를 꼬집는 것처럼 위에서 아래로 세 번쯤 주물러 준다.

팔의 곡지혈[29], 수삼리혈[31], 정수리 백회혈[24]을 손가락으로 세 번쯤 힘주어 누른다.

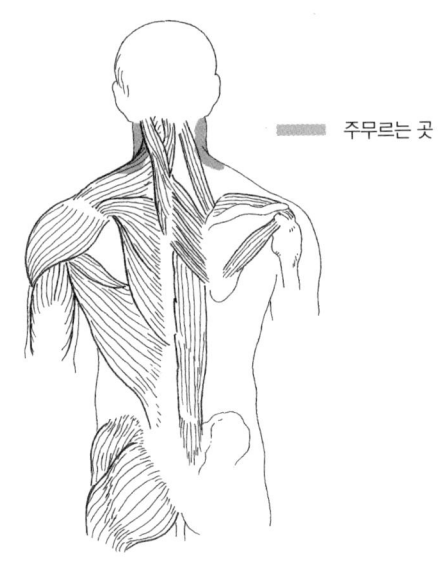

주무르는 곳

자극

엄지발가락 앞 끝에 향불을 가까이 댔다가 뜨거우면 드는 방식으로 여러 번 자극을 준다.

행간혈을 머리핀이나 볼펜 끝으로 여러 번 비비며 눌러 자극을 준다. 발가락을 벌리고 향불을 가까이 댔다가 뜨거우면 드는 식으로 대여섯 번 자극하기도 한다.

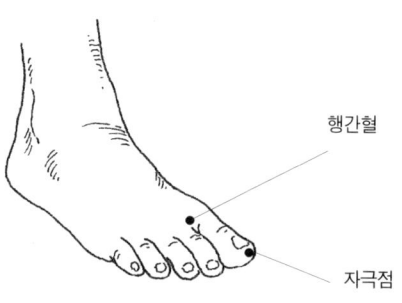

운동

아픈 사람 뒤에 서서 양 손 엄지손가락은 귀 아래에, 네 손가락을 모은 손바닥은 이마에 가게 머리를 잡고 가볍게 들어 주기를 여러 번 되풀이한다. 이렇게 하면 머리에 몰렸던 피가 흩어진다.

머리를 오른쪽으로 돌려 누웠다가 다시 왼쪽으로 돌려 눕는 운동을 여러 번 되풀이한다.

이 밖에 눈이 피로할 때에는 눈을 감고 눈알을 상하좌우로 천천히 돌린다. 그리고 손바닥에 열이 나도록 싹싹 비벼서 눈을 감싼다.

멀미가 날 때

머리와 목

기차나 자동차, 배, 비행기, 놀이 기구를 탔을 때 메스껍거나 게우는 증상이다. 자율 신경이 흥분하여 뇌 중추에 작용할 때 귓속 평형 감각을 조절하는 기능에 탈이 난 것이다. 심하면 쓸개즙까지 토하며 어지러워서 몸을 가누지 못한다.

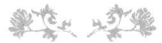

누르기

목등뼈 누르기를 한다. 멀미가 날 때 목을 좌우로 굽혀 보면 잘 굽혀지지 않는 쪽이 있다. 그쪽 목덜미에서 제4목등뼈 쪽으로 세게 비비면서 눌러 자극을 준다.

손등 중저혈[44]과 발의 중앙여태혈[67]을 손가락으로 세게 여러 번 누르면서 비빈다.

귀 뒤 예풍혈[19]과 이마의 사죽공혈[7]을 손가락으로 15초씩 세 번 세게 누른다.

정수리 백회혈[24]과 귀 뒤에 우묵한 곳을 손가락 끝으로 15초씩 세 번 누른다.

귀뒤꼭지(유양돌기) 우묵한 곳을 누른다. 곧 팔꿈치를 누르는 자리(지압점)에 직각이 되게 들고 양손 엄지손가락을 지압점에 댄 다음 힘껏 누른다.

귀 앞 관자놀이 아래를 누른다. 엄지손가락을 지압점에 대고 나머지 손가락은 뒷머리에 대고 팔이 지압점에 직각이 되게 한 다음 팔 전체 힘이 지압점에 실리도록 얼굴 쪽으로 누른다.

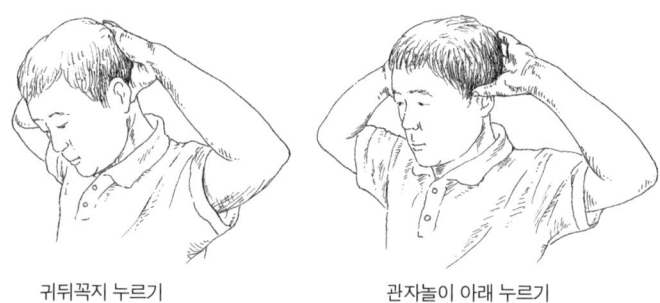

귀뒤꼭지 누르기   관자놀이 아래 누르기

또 새끼손가락 손톱 바깥쪽 언저리를 주무르고 꼭꼭 눌러 자극하면 멀미가 덜하다.

찜질

유황 가루와 밀가루를 2:1 비율로 섞어 묽게 반죽하여 0.5~1㎝ 두께로 배꼽에 대고 반창고를 붙인다.

목이 아플 때

머리와 목

잠을 자고 난 뒤에 목 힘살이 켕기면서 아파서 돌리지도 숙이지도 못하는 증상이다. 주로 베개를 잘못 베고 잤을 때, 감기에 걸렸을 때, 몸을 다쳤을 때, 돌림병을 앓을 때에 생길 수 있다.

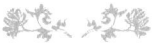

누르기

손의 항강혈[47]이나 발의 기운 목점(발등 둘째, 셋째 발가락 사이에서 위로 2치)을 엄지손가락 끝이나 볼펜 끝으로 세게 누른다.

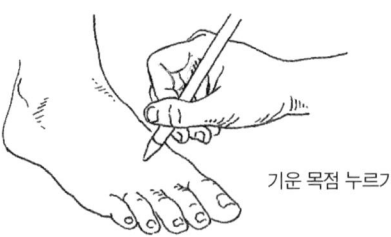

기운 목점 누르기

찜질

수건을 더운물에 적시어 아픈 곳에 대거나 뜨거운 물을 비닐주머니 또는 고무주머니에 넣어 아픈 곳에 댄다. 10~15분씩 하루 두세 번 한다. 또는 뜨겁게 데운 돌을 수건에 싸서 아픈 곳에 대고 더운물 찜질과 같은 방식으로 찜질한다.

모래나 감탕을 44~46℃로 데워서 주머니에 넣고 아픈 곳에 대고 10~15분 동안 찜질한다. 하루에 한 번씩 아픔이 가실 때까지 찜질한다.

싱싱한 솔잎을 뜯어다 찜통에 쪄서 아픈 곳에 대고 10~15분 찜질한다. 식으면 더운 것으로 갈아 준다.

다른 치료법

생강을 갈아서 아픈 곳에 대고 비빈다.

비염

머리와 목

콧속 끈끈막에 세균이 옮아서 생긴 염증이다. 세균이나 바이러스가 들어갔을 때, 갑자기 바뀌는 날씨, 냄새 자극, 그리고 센 화학 약물 자극으로도 생긴다.

급성일 때에는 콧속 끈끈막이 벌겋게 부은 느낌이 들고 콧소리가 나며 콧물이 나온다. 만성일 때에는 냄새를 잘 맡지 못하고 머리가 아프고 기억력이 조금씩 나빠진다.

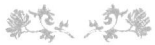

누르기

얼굴 양쪽 영향혈에 엄지손가락, 집게손가락을 대고 곧추세워 15초씩 누르면 막혔던 코가 뚫리고 냄새를 맡는다.

정수리 백회혈과 귀 뒤 풍지혈에 두 엄지손가락을 겹쳐 대고 목등뼈 쪽으로 15초 동안 누르고 문지른다. 그러면 막혔던 코가 열리고 머리가 맑아진다.

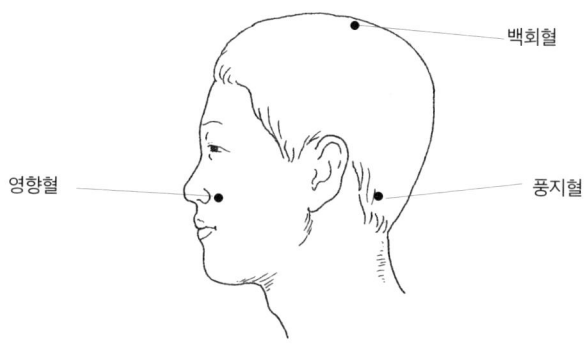

바닷물

끓여 소독한 바닷물을 유리병에 넣어 두고 약솜에 묻혀 콧속을 자주 씻어 낸다.

어지러울 때

머리와 목

여러 까닭으로 몸 중심을 잡지 못하고 쓰러지려 하거나 둘레에 있는 모든 것이 빙빙 도는 증상이다. 신경 쇠약을 비롯한 여러 가지 신경 정신 질병에서 볼 수 있다. 동맥 경화, 고혈압, 저혈압, 심장병, 약물 중독, 급성 중이염, 만성 중이염일 때도 어지럼증이 인다. 그리고 밖으로 머리를 다쳤을 때, 빈혈, 눈병, 열이 날 때, 눈동자 피로, 귀울림(이명)일 때에도 생길 수 있다.

어지럼증이 이어지는 시간은 몇 초부터 몇 분 사이일 수도 있고, 오랫동안 이어질 때도 있다. 고혈압이 있으면 어지럼증과 함께 넘어지는 때가 많다. 빈혈이 있으면 갑자기 일어날 때 눈앞이 아찔해지면서 어지럼증이 나타난다.

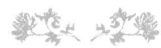

누르기

아픈 사람을 반듯하게 눕히고 앞머리 신정혈[8]에 집게손가락을 덧놓고 천천히 힘 있게 눌렀다가 갑자기 뗀다.

발가락의 중앙여태혈[67]을 엄지손가락 끝으로 세게 30초씩 3~5회 누른다. 어지럽거나 멀미가 날 때 효과 있다.

아픈 이를 의자에 앉히고 머리를 숙이게 한 다음 제2등뼈에서 두 손가락 너비 4cm 되는 곳을 엄지손가락으로 힘주어 누른다. 천천히 내리 누르다가 아픈 이에게 머릿속 긴장감을 풀라고 하면서 바로 엄지손가락을 뗀다.

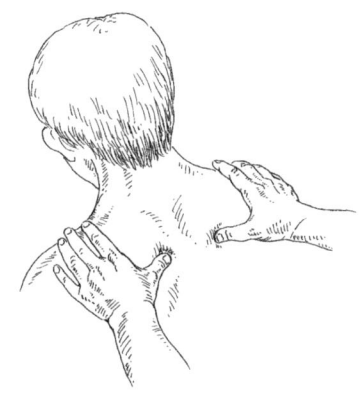

자극

손등 중저혈을 머리핀이나 성냥개비, 볼펜 끝으로 좀 아프게 5초씩 세 번 거듭 눌러 준 다음 향불을 가까이 댔다가 드는 방식으로 일곱 번쯤 자극한다.

발등 협계혈, 중앙여태혈에 마찬가지로 자극을 준다.

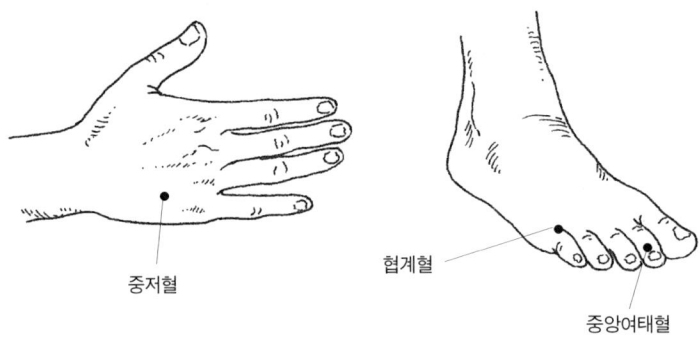

중저혈

협계혈

중앙여태혈

찜질

어지럼증이 심한 사람을 눕히고 옆머리에 찬물 찜질을 하거나 얼음주머니를 대 준다.

운동

자리에 반듯이 누운 다음 숨을 깊이 들이마셔 배를 힘껏 부풀렸다가 배와 등이 붙는 느낌이 들 때까지 내뱉는다. 이 동작을 여러 번 되풀이한다.

얼굴 신경 마비

머리와 목

얼굴에 퍼져 있는 신경이 마비되어 입과 눈이 찌그러지는 병이다. 주로 외상, 감기, 찬 공기 때문에 생긴다.

좌우로 얼굴 표정이 달라지고 마비된 쪽 코와 입술 사이 홈이 없어진다. 입꼬리가 처지고 이마에 주름이 잡히지 않으며 눈이 감기지 않아 뜨고 자는 때가 많다. 눈에서는 눈물이, 입에서는 침이 흘러내리며 휘파람을 불지 못한다.

자극

귀 아래 예풍혈에 향불을 댔다가 뜨거우면 드는 방식으로 열 번쯤 자극한다.

코 옆 영향혈, 입가 지창혈을 같은 방식으로 열 번 자극한다.

마비된 쪽 손의 합곡혈[46]에 향불로 30~40회 자극한 뒤, 마비되지 않은 쪽 예풍혈, 영향혈, 지창혈을 끝이 뾰족한 도구로 좀 세게 눌러 자극한다. 서너 번 되풀이한다.

보드랍게 가루 낸 반묘 0.05~0.2g을 바셀린에 개어 앓는 쪽 태양혈에 붙이고 반창고를 붙여 움직이지 않게 한다. 하룻밤 자고 나면 물집이 생기는데 소독한 바늘로 찔러 물을 빼고 이틀이나 사흘 지나서 다시 붙인다.

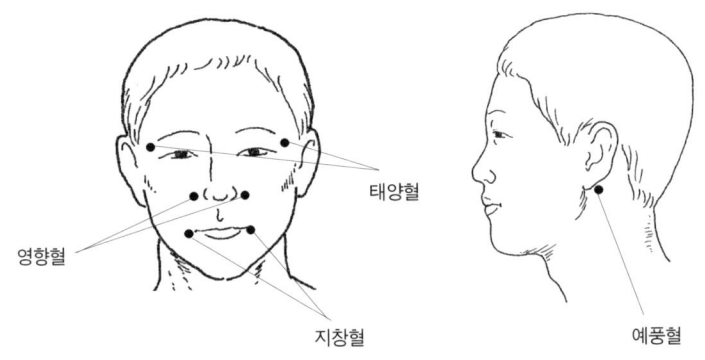

영향혈
태양혈
지창혈
예풍혈

찜질

모래찜질을 한다. 44~46℃로 데운 모래를 앓는 쪽에 20~30분씩 하루 한 번 찜질한다.

복숭아나무 진을 30~40g 태우면서 앓는 쪽에 연기를 쏘인다.

아주까리씨를 짓찧어 앓는 쪽에 0.3cm 두께로 바르고 깨끗한 천을 대고 반창고를 붙인다.

천남성을 보드랍게 가루 내어 생강즙에 개어서 앓는 쪽에 붙이고 찜질한다.

얼굴에 물집이 생길 수도 있으므로 조심해야 한다.

땀 내기

땀 내기 치료는 급성인 때를 지나고 한다. 온도 80~90℃, 상대 습도 5~10%인 마른열 땀 내기탕이나 온도 40~50℃ 상대 습도 60~80%인 젖은열 땀 내기탕에서 15~20분씩 하루에 한 번, 모두 열다섯 번 한다. 젖은열 땀 내기탕 바닥에 솔잎을 깔고 아픈 쪽을 대고 누워 땀 내기를 하면 더욱 효과 있다.

이가 아플 때

머리와 목

여러 가지 이앓이로 나타나는 증상이다. 이가 아픈 까닭으로는 입속 젖산균이 이를 삭게 하는 치아우식증, 이 둘레에 있는 치근막에 생긴 염증, 잇몸 염증, 사랑니 둘레에 생기는 염증(사랑니 주위염) 들이 있다. 그 밖에 얼굴 신경통, 류머티즘, 심한 어깨 아픔, 감기로 이가 아플 수도 있다.

치아우식증에 이가 몹시 아픈 까닭은 이의 구멍에 음식물 찌꺼기가 들어가 썩으면서 신경을 건드렸거나 잇속이 곪기 때문이다. 잇몸 염증에 이가 아픈 까닭은 이뿌리로 병균이 들어가서 신경을 자극하기 때문이다.

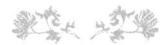

누르기

윗니가 아플 때에는 코 밑 인중혈에 엄지손가락을 뺀 네 손가락을 모아 대고 아픈 잇몸 언저리를 천천히 누른다. 그런 뒤에 얼굴의 사백혈을 엄지손가락 또는 집게손가락으로 세게 누르면 아픔이 가라앉는다. 아랫니가 아플 때에는 아랫잇몸 언저리를 마찬가지로 눌러 준다. 그리고 아래턱뼈 밑에 네 손가락을 걸어 대고 끌어올리듯이 누르면서 귓불 밑까지 올라간다. 그리고 얼굴의 거료혈이나 대영혈을 누르면 효과 있다.

　엄지손가락과 집게손가락으로 꼬집듯이 귀 아래부터 위로 올라가면서 가볍게 천천히 주무르고, 귀 뒤쪽 예풍혈[19]을 집게손가락으로 가볍게 누르고, 뒤이어 등의 견정혈[92]을 중심으로 제7목등뼈 옆에서 어깨 끝 기슭을 따라 양쪽을 두 엄지손가락으로 함께 누른다.

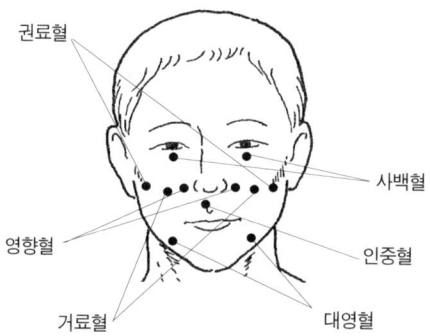

　팔의 곡지혈을 먼저 누르고 수삼리혈, 온류혈, 합곡혈을 차례로 누르면서 내려간다. 아픈 이에서 가까운 귓불 밑을 엄지손가락으로 좀 세게 누르고 30초쯤 쉬었다가 다시 누른다.

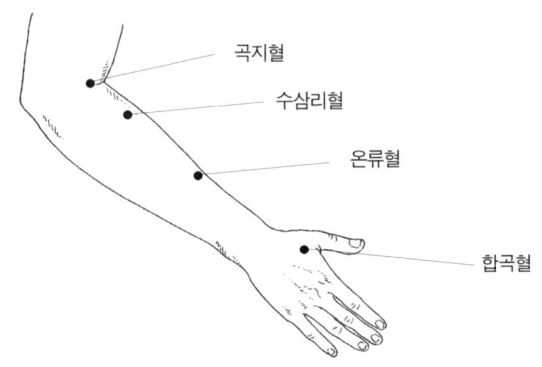

자극

이가 아픈 쪽 손의 합곡혈을 세게 눌러 자극한다. 열 번쯤 누르면 이앓이가 덜하다.

콧방울 옆 영향혈[10]을 머리핀이나 볼펜 끝으로 1분쯤 힘주어 누르면 효과 있다. 주로 윗니가 아플 때 쓴다.

손의 열결혈[41]을 볼펜 끝이나 머리핀으로 자극을 주되 손가락 끝 쪽으로 30도 눕혀서 열 번쯤 돌리면서 누른다.

이앓이를 멎게 하는 자극점(넷째 손가락과 새끼손가락 손톱 바로 뒤 한가운데)을 머리핀 끝이나 볼펜 끝으로 찌르듯이 3~4분 동안 센 자극을 주거나 비벼 눌러 준다.

손가락 소택혈을 머리핀이나 성냥개비 또는 볼펜 끝으로 힘주어 비벼 눌러 센 자극을 주되 사이를 두고 되풀이한다.

아시혈, 손등 항강혈, 얼굴 권료혈[3]을 머리핀이나 볼펜 끝으로 비벼 눌러 여러 번 자극을 주면 아픔이 덜하다.

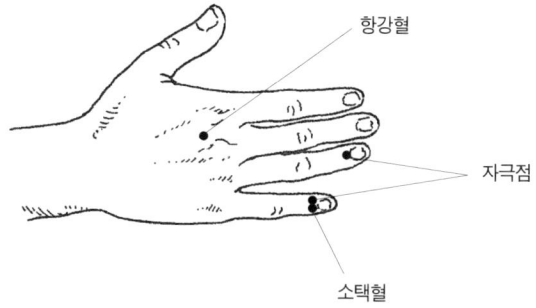

다른 치료법

　찬물을 입에 머금으면 아픔이 멎는다. 머금은 물이 따뜻해져 다시 아파 오면 새로 찬물을 머금는다.
　참기름, 들기름, 식용유 같은 기름을 끓여서 솜에 묻혀 이에 갖다 대면 아픔이 멎는다.

인후염

머리와 목

목 안 뒷벽 끈끈막이나 후두 끈끈막에 생긴 염증이다. 인두염은 찬 공기, 뜨거운 음식, 술, 담배, 가스, 먼지에 자극을 받았을 때 생기고, 후두염은 지나치게 큰 소리를 내거나 기침을 너무 심하게 하여 생긴다.

인두염을 앓을 때에는 목 안이 마르고 아프면서 당긴다. 아픔은 음식을 삼킬 때보다 침을 삼킬 때에 더 심하다. 입안 뒷벽에 벌겋게 피가 몰리고 거기서 진득진득한 점액이 많이 나온다. 목 안에 무엇이 붙어 있는 듯한 느낌이 든다.

후두염일 때에는 흔히 목소리가 갈리고 차츰 쉬며 심하면 목소리가 나오지 않는다. 울대가 마르고 근질근질한데, 말하거나 깊은숨을 들이쉴 때 더하다. 울대에 붙은 가래를 뱉으려고 마른기침, 잔기침을 자주 한다.

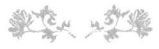

누르기

발 안쪽 복사뼈 둘레를 손가락으로 힘주어 주무르면서 누른다.

인후점(가볍게 주먹을 쥘 때 손등 쪽 가운뎃손가락 가장 도드라진 뼈마디 한가운데서 새끼손가락 쪽으로 조금 내려온 뼈 기슭)을 손톱 끝으로 힘주어 여러 번 누른다.

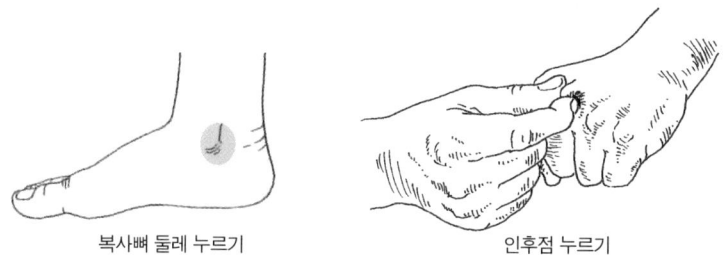

복사뼈 둘레 누르기   인후점 누르기

찜질

부추 한 줌을 짓찧어 식초를 섞은 다음 불에 뜨겁게 데워 목에 대고 찜질한다. 30~40분씩 여러 번 되풀이하면 효과 있다.

바닷물

잠자리에 들기 전에 끓여 소독한 바닷물로 인두 끈끈막을 비롯한 입안을 여러 번 입가심하면서 씻어 낸다. 소금물을 엷게 타서 써도 좋다.

잇몸 염증

머리와 목

잇몸과 이틀(치조골)이 쭈그러들고, 잇몸에서 고름이 나오고, 이빨이 흔들리면서 빠지는 병이다. '치담'이라고도 한다. 주로 물질대사가 잘 이루어지지 않거나 내분비계에 탈이 생겼을 때, 이를 너무 세게 악무는 버릇이 있을 때 나타난다. 세균이 옮아서 생기기도 한다.

처음에는 아무런 증상이 없으나 조금씩 잇몸이 근질근질하고 아리기 시작한다. 더 나빠지면 이를 닦을 때나 딱딱한 음식을 먹을 때 잇몸에서 피가 나고 잇몸이 들뜨다가 나쁜 냄새가 나기도 한다. 잇몸을 누르면 이뿌리와 잇몸 사이로 고름이 나온다.

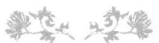

- 아침, 저녁 끼니 뒤에 소금물로 입가심을 하고 달걀 노른자위 기름을 약솜에 묻혀서 잇몸에 바르면 잇몸 염증이 가라앉고 피고름이 멎는다.

- 바닷물을 끓여 소독하여 하루에 두세 번씩 입가심하면 좋다.
- 벌집을 가루 내어서 이를 닦는다.

중이염

속귀와 고막 사이 가운데귀(중이)에 세균이 들어가 생기는 염증이다. 감기, 코와 목 안 염증, 바깥귀길(외이도) 염증으로 생기기도 하고, 목욕할 때 귀에 물이 들어가서 앓기도 한다. 어린이들에게 더 잘 생긴다.

급성일 때에는 열이 나면서 귀가 몹시 쏘고, 툭툭 치듯이 아프거나 찌르는 듯이 아프면서 귀 안, 귀 뒤, 목덜미까지 뻗친다. 만성일 때에는 아프지 않고 귀에서 고름이 나오며 차츰 귀가 들리지 않게 된다.

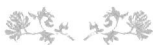

누르기

귀 반응점(발바닥 쪽 넷째 발가락과 새끼발가락 사이 가로금)을 엄지손가락으로 3~4분씩 두세 번 세게 누르고 문지른다.

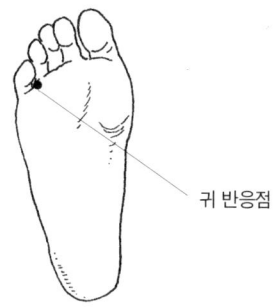

귀 반응점

자극

발의 연곡혈을 머리핀이나 볼펜 끝으로 발바닥 쪽으로 열 번쯤 누르면서 비빈다.

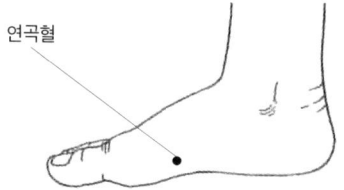

연곡혈

찜질

더운물에 적신 수건이나 뜨겁게 데운 돌을 귓바퀴에 대고 찜질하면 염증이 가라앉는다.

소금을 따끈하게 데워 헝겊 주머니에 넣어서 아픈 귀에 대고 찜질한다.

축농증

머리와 목

위턱굴(상악동) 안에 세균이 들어가서 생기는 염증이다. 포도상 구균, 연쇄상 구균, 폐렴 구균, 인플루엔자에 감염되어 생긴다. 그 밖에 콧속에 급성 염증이 있거나 치근막에 염증이 있을 때 염증이 위턱굴로 퍼져서 생길 수 있다.

급성일 때에는 몸이 으스스 떨리면서 열이 나고 위턱굴이 아프다. 코 분비물이 많아지고 고약한 냄새가 나며 코가 막히고 냄새를 맡지 못한다.

만성일 때에는 코가 막히고 머리가 아프거나 무거운 느낌이 심하고 코로 냄새를 맡지 못하며 냄새 나는 누런 코가 많이 나온다.

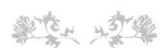

누르기

양쪽 풍지혈에 두 엄지손가락을 대고 5초 동안 내리누르고 문지르기를 서너 번 되풀이하면 머리가 개운해진다. 정수리 백회혈도 같은 방식으로 누르고 문지른다.

양쪽 영향혈에 가운뎃손가락 끝을 대고 누르면서 문지른다. 하루에 서너 번씩 오래 하면 효과 있다.

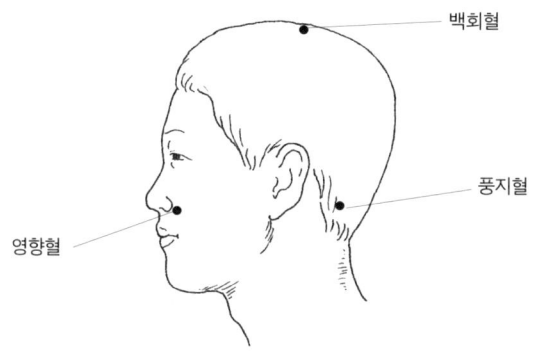

바닷물

끓여 소독한 바닷물을 주사기에 담아 콧속 깊숙이 한결같은 압력으로 밀어 넣으며 씻어 내거나, 방울방울 이어서 떨어뜨린다.

다른 치료법

소금물을 진하게 끓여서 콧구멍을 씻는다. 한쪽에 넣기도 하고 한쪽 코를 손가락으로 누르고 들이켜기도 하면서 날마다 아침에 줄곧 하면 효과 있다.

코 막힘

머리와 목

코가 막혀 답답하고 코를 풀어도 다시 막히는 병이다. 세균이나 바이러스가 곧바로 콧속 끈끈막(점막)에 들어왔을 때, 날씨나 화학 물질이 지나치게 자극할 때, 급성 비염, 축농증, 끈끈막이 부어오른 비염, 감기로 생길 수 있다.

코가 막혀 몹시 괴롭고 조금씩 머리가 아프고 무겁다. 냄새도 맡지 못하고 집중력도 없어지고 기억력이 나빠진다. 심해지면 목 안까지 아프고 콧속이 몹시 마르면서 입을 벌리고 숨을 쉬는데, 밤에 잘 때 더 심하다.

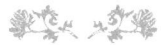

누르기

두 눈썹 사이 인당혈[1]을 손가락으로 아프도록 올려 누른다.

자극

아픈 이를 엎드리게 하고, 코가 막힌 쪽 다리를 굽혀 발목 뒤를 잡고 숨을 한껏 들이마시게 한 다음 발뒤축이 엉덩이에 닿도록 힘을 주어 내리누른다. 이렇게 3~5회 되풀이하면 막힌 코가 트인다.

종아리 승산혈을 끝이 뾰족한 물체로 여러 번 눌러 준다.

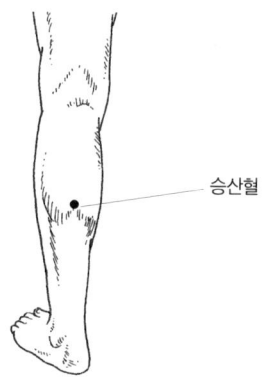
승산혈

바닷물

끓여 소독한 바닷물을 깨끗한 헝겊이나 솜에 묻혀서 콧속을 씻어 낸다.

탈모증

머리와 목

원형 탈모증, 장년기성 또는 초로기성 탈모증이 있다. 원형 탈모증은 염증이 없이 갑자기 머리털이 둥글게 빠진다. 흔히 눈썹, 머리, 겨드랑이, 외음부에 생기며 빠지는 범위는 환자마다 다르다. 콩알만 하게 빠지는 이도 있고, 손바닥 크기로 빠지는 이도 있고, 머리털이 다 빠져서 대머리가 되는 이도 있다.

탈모증은 장년기 또는 초로기 남자에게 자주 생기며, 흔히 앞머리와 정수리 털이 빠진다.

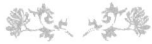

자극

솔잎 50잎을 깨끗이 씻고 가지런히 모아 실로 묶은 뒤 아래쪽을 자른다. 진득진득한 진이 나오는 쪽으로 머리털이 빠진 곳을 비비면서 자극한다. 그렇게 하루 서너 번씩 꾸준히 한 달쯤 한다.

꿀벌을 2~8마리 잡아다 날마다 또는 하루걸러 한 번씩 머리털 빠진 곳을 쏘인다.

겨기름을 하루 두 번 꾸준히 문질러 바르면 살갗이 자극을 받아서 머리털이 빨리 난다.

찜질

마늘을 짓찧어 깨끗한 헝겊에 꼭 짜서 머리털이 빠진 자리에 대고 10~20분씩 하루에 두세 번 문지른다. 10~20일 동안 하면 효과 있다.

생강을 쪼개어 즙이 나오면 머리털이 빠진 곳에 대고 10~20분씩 아리도록 비벼 준다.

편도염

머리와 목

화농균이 편도에 옮아서 생긴 염증이다. 콧병, 감기, 또는 이에 병이 나서 생긴다. 몹시 피로하거나 갑자기 크게 바뀌는 날씨 탓일 수도 있다.

급성일 때에는 목 안이 근질근질하면서 뜨끔뜨끔 아프다. 특히 침이나 음식을 넘길 때 아픔이 더하다. 심하면 열이 나면서 뼈마디가 쏜다. 편도가 몹시 곪으면 입을 벌릴 수 없을 만큼 찌르는 것처럼 아프고 귀까지 쏜다.

만성일 때에는 자주 도지면서 목 안이 아프고 근질근질하며 입 안에서 나쁜 냄새가 난다.

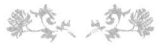

누르기

발 안쪽 복사뼈 둘레를 손가락으로 주무르면서 눌러준다.

손의 합곡혈, 소상혈을 엄지손가락 끝으로 힘주어 한참씩 눌러 주기를 여러 번 되풀이한다.

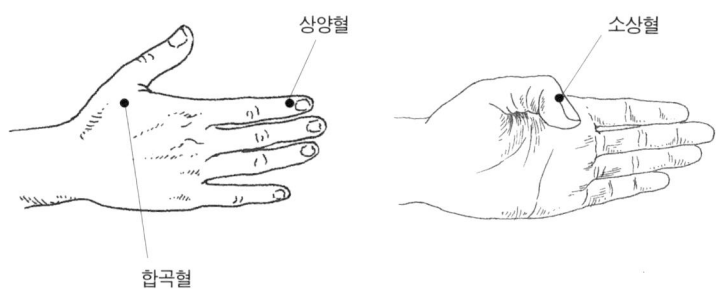

자극

옷핀이나 바늘을 불에 달구어 소독한 뒤에 식혀서 앓는 쪽 엄지손가락의 소상혈을 찔러 피를 한 방울 뽑아낸다.
또는 머리핀 끝으로 소상혈을 몹시 아프게 한참씩 눌러 준다.
소상혈과 집게손가락 손톱의 상양혈을 소독한 바늘로 따서 피를 한두 방울 내면 편도선 붓기가 내려간다.

감탕

양쪽 턱밑에 39~40℃로 데운 감탕을 바르고 10~15분씩 하루에 한 번 찜질한다. 모두 8~12회 한다.

온천

유황천, 염화염천, 탄산천, 라돈천을 분무기로 뿌리고 들이마신다. 또는 37~38℃ 온천을 날마다 또는 하루걸러 한 번씩 5~7분 동안 들이마신다. 이렇게 열 번에서 스무 번 되풀이한다.

따뜻한 온천물을 입안에 머금고 있다가 뱉기를 하루 3~6회 한다.

바닷물

끓여 소독한 바닷물로 하루 대여섯 번쯤 입가심을 한다.
바닷물을 분무기로 뿜은 뒤에 들이마신다.

가슴과 배

가슴이 두근거릴 때
가슴이 쓰릴 때
가슴이 아플 때
갈비뼈 사이 신경통
게울 때
급성 위염
기침을 할 때
담낭염
딸꾹질을 할 때
만성 간염
만성 기관지염

만성 위염
만성 장염
배가 아플 때
변비가 있을 때
설사를 할 때
숨이 가쁠 때
심장 신경증
위경련
젖앓이
천식
헛배가 부를 때

가슴이 두근거릴 때

가슴과 배

심장병을 비롯한 여러 병 때문에 조금만 자극을 받아도 가슴이 두근거리는 증상이다. 심장병으로 심장이 제대로 뛰지 못할 때, 폐에 병이 생겼을 때, 빈혈이나 고혈압이 있을 때, 갑상선 질환에 걸렸을 때, 류머티즘을 앓고 나서 심장 판막에 탈이 생겼을 때 나타나곤 한다.

심장 판막이 제구실을 못하면 계단을 오르거나 언덕을 조금만 걸어도 가슴이 두근거린다. 또 심장병이 아니어도 심장 신경에 탈이 생기면 자주 놀라고 가슴이 두근거린다.

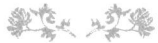

누르기

가슴이 두근거릴 때에는 바로 누워서 두 무릎을 세우고 양손으로 두 눈을 가볍게 누르면 가라앉는다.

오른손을 위로 쳐들어 손바닥이 앞을 보게 하고, 치료하는 이가 그 손을 가볍게 주물러 준다. 그렇지 않으면 아픈 사람 스스로 왼손으로 쳐든 오른손을 가볍게 주무른다.

가슴 쪽 전중혈[84], 구미혈[77], 거궐혈[74]을 엄지손가락으로 세게 누르면서 비벼 준다.

손의 중충혈[45]과 소충혈[39]을 세게 눌러 자극한다.

등의 심수혈[106]을 엄지손가락으로 세게 누르면서 문지른다.

서둘러 치료할 때에는 제7목등뼈에서 옆으로 2㎝쯤 떨어진 곳을 누르면서 오른손을 위로 들게 하면 가라앉는다.

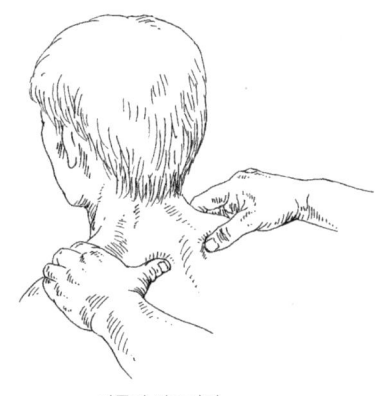

서둘러 치료하기

자극

둘째, 셋째 발가락 바닥 쪽 가로금 한가운데를 눌러 보면 뚜렷이 아픈 곳(압통점)이 있다. 그곳에 향불을 가까이 댔다가 뜨거우

가슴과 배 | 93

면 드는 방법을 열 번 남짓 되풀이한다. 그리고 반대쪽을 마찬가지 방식으로 대여섯 번 자극한다.

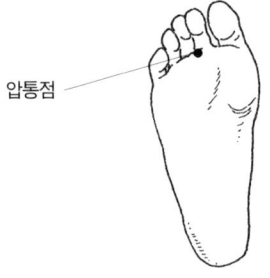

가슴이 쓰릴 때

가슴과 배

여러 이유로 타는 듯한 뜨거운 느낌이 명치끝 윗부분에 생기는 증상이다. 흔히 위궤양 또는 십이지장 궤양과 위염, 자주 신물이 넘어와서 생긴 식도염일 때에 많이 나타난다. 또 식도가 제자리를 벗어났거나(식도 탈장) 식도와 위장이 이어지는 곳에 탈이 생겼을 때, 담배를 지나치게 피울 때, 임신일 때도 생길 수 있다.

가슴 쓰림은 몇 분 또는 몇 시간 동안 줄곧 몸을 구부리고 있을 때, 모로 누웠을 때, 위장이 비었을 때에 더하다. 위염이나 위궤양 또는 십이지장 궤양에는 명치끝이 쓰리고, 식도 탈장일 때에는 가슴이 몹시 쓰리다.

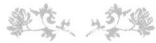

자극

손의 합곡혈과 다리의 족삼리혈을 손가락 끝으로 세게 누르고 비벼 준다.

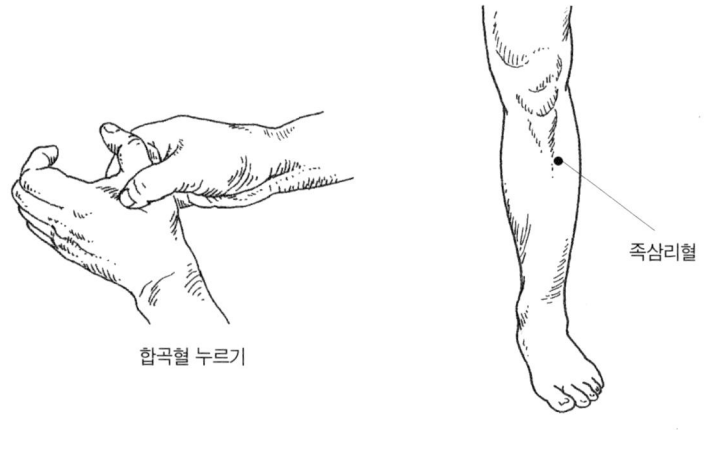

합곡혈 누르기

족삼리혈

찜질

뜨겁게 데운 돌을 헝겊에 싸서 윗배에 대고 찜질하면 위 신경 감각 기관에서 긴장이 풀리면서 가슴이 쓰리지 않게 된다.

가슴이 아플 때 |

가슴 안쪽 여러 장기나 가슴벽에 병이 들었을 때 나타나는 증상이다. 협심증이 갑자기 일어날 때에도 아프지만, 가슴막염(늑막염), 폐렴, 폐결핵, 폐농양, 갈비뼈 사이 신경통, 가슴을 심하게 두들겨 맞았을 때에도 생길 수 있다.

협심증은 가슴뼈(복장뼈)가 조이는 것 같기도 하고, 또 바늘에 찔린 듯한 아픔이 몇 초에서 몇 분까지 이어지면서 왼쪽 어깨와 목, 팔 쪽으로 뻗어 나간다. 가슴막염은 숨을 깊이 마시거나 기침, 재채기를 할 때 옆구리나 가슴 뒤쪽이 바늘에 찔리듯 아프다.

폐렴, 폐결핵, 폐농양을 처음 앓을 때에는 아픔이 심하지 않다. 그러나 병이 더 나빠져서 가슴막(늑막)을 자극하면 가슴이 답답한 느낌과 뻐근한 느낌을 함께 받는다. 갈비뼈 사이 신경통이면 갈비뼈를 따라서 아프다. 심근 경색은 협심증보다 아픔이 더 심하다. 흔히 가슴뼈 아래 끝과 가슴뼈 언저리부터 아프기 시작해서 왼쪽 어깨, 목, 팔 쪽으로 퍼진다.

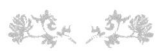

누르기

여러 까닭으로 가슴이 아플 때에는 가슴의 전중혈[84]과 배의 중완혈[86]을 엄지손가락 끝으로 15초씩 서너 번 누르면서 비벼 준다.

손바닥 노궁혈과 발바닥 용천혈을 15초씩 세 번 손가락 끝으로 꼭 누르면서 비빈다.

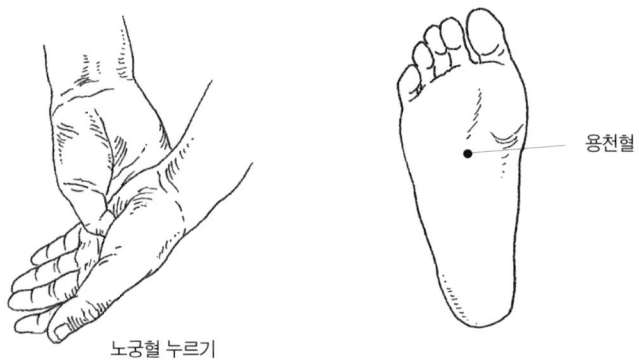

노궁혈 누르기   용천혈

자극

어깨뼈 한가운데가 천종혈[111]인데 손가락으로 눌러 보면 아프다. 여기를 볼펜 끝이나 머리핀 같은 뾰족한 것으로 꾹 눌러 비비면서 자극을 준다. 또는 향불을 가까이 대고 뜨거워지면 잠깐 들었다가 다시 대는 식으로 열 번쯤 자극한다.

찜질

가슴을 두들겨 맞고 아프면 부추를 짓찧어서 식초를 넣고 볶아 헝겊에 싼 다음, 아픈 곳에 대고 찜질한다. 식으면 뜨거운 것으로 바꾸어 댄다.

가슴막염으로 옆구리가 결리거나 폐렴, 기관지 천식으로 가슴이 아프면 흰 겨자를 짓찧어 달걀 흰자위에 갠 것을 헝겊에 발라 아픈 곳에 대고 찜질한다. 살갗이 벌겋게 되면 뗐다가 다시 붙인다.

오수유 열매를 보드랍게 가루 내서 식초에 개어 아픈 곳에 붙인다.

원화와 국화꽃을 똑같은 양으로 쪄서 헝겊에 싼 다음 아픈 곳에 대고 찜질한다.

여러 까닭으로 가슴이 아플 때, 갈비뼈 사이 신경통이 있을 때 박하 잎을 짓찧어서 식초를 섞고 아픈 곳에 대고 싸맨다.

물 맞기

아픈 가슴을 떨어지는 물에 대고 맞는다. 10~15분씩 10~12회 되풀이한다.

34~35℃로 데운 물을 약간 세게 아픈 곳에 뿜어 준다. 3~5분씩 10~15회를 되풀이한다.

갈비뼈 사이 신경통

가슴과 배

여러 까닭으로 갈비뼈 사이에 있는 신경 줄기가 갑자기, 또는 줄곧 아픈 병이다. 가슴막염(늑막염), 폐결핵, 갈비뼈 부러짐, 가슴 두들겨 맞음, 척추 결핵, 종양으로 생길 수 있다.

갈비뼈 사이 신경을 따라서 아프다. 아픔은 기침이나 재채기를 할 때, 움직일 때, 깊은숨을 쉴 때 더하며, 아파서 걱정과 괴로움이 커진다. 열은 나지 않으며, 아픔이 한곳에 머물지 않고 부챗살처럼 퍼지는 것이 특징이다.

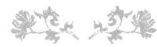

누르기

아픈 갈비뼈 사이를 손가락으로 눌러 가되 아픔이 심할 때에는 좀 오래 힘주어 누른다. 그런 뒤에 가운데 세 손가락을 갈비뼈 사이에 대고 신경을 따라 위아래로 늘이며 내려간다.

일곱 번째 갈비뼈를 기준으로 위쪽이 아프면 환자를 눕히고 아픈 갈비뼈 사이를 두 엄지손가락으로 가운데부터 바깥쪽으로 촘촘히 누른 뒤에 가까운 가슴뼈를 양 엄지손가락을 맞대고 누른다. 그리고 젖 높이에 있는 전중혈을 가볍게 누른다.

아래쪽이 아프면 엄지를 뺀 나머지 손가락으로 가운데부터 바깥쪽으로 갈비뼈 사이를 따라 누른 다음, 아픈 이를 앉혀 놓고 뒤에서 목과 어깨 사이에 있는 견정혈을 두 엄지손가락으로 가볍게 시작하여 조금씩 힘을 더하면서 누른다.

어깨뼈 한가운데 천종혈과 그 둘레를 엄지손가락으로 천천히 힘을 주면서 누른다.

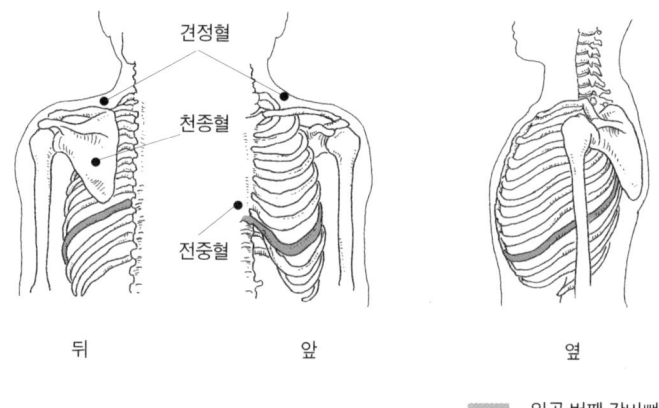

■■■ 일곱 번째 갈비뼈

자극

손바닥을 펴고 엄지손가락 끝을 굽히면 엄지손가락 첫마디에

깊은 주름이 생긴다. 이 가로 주름 끝이 가슴점(흉점)이다. 이곳을 머리핀처럼 끝이 뾰족한 물체로 힘주어 곧게 찌르고 아픈 이에게 깊은숨을 쉬게 하거나 가슴 운동을 시킨다.

갈비뼈 사이 신경통은 제4~9갈비뼈 사이에 있는 신경에 잘 나타난다. 눌렀을 때 뚜렷이 아픈 곳(압통점)이 있는데, 이 압통점을 뾰족한 물체로 누르며 여러 번 자극한다.

갈비뼈 사이 신경통점(바깥 복사뼈와 안쪽 복사뼈를 발바닥 위에서 이은 선 한가운데 점에서 바깥쪽으로 1치 되는 곳에서 다시 앞으로 1치)을 뾰족한 물체로 20~30초씩 세 번 누르거나, 향불을 가까이 댔다가 뜨거우면 드는 방식으로 여러 번 자극한다.

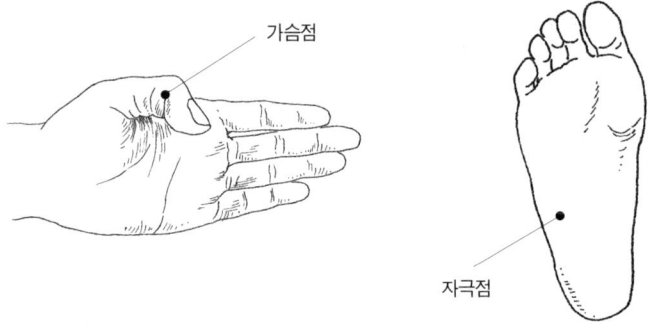

찜질

40~50℃로 데운 모래 위에 아픈 곳을 대고 눕거나, 모래를 6~10㎝ 두께로 깔고 30~60분 동안 찜질한다.

호박을 푹 삶아 식힌 뒤에 칼로 베어 아픈 곳에 대고 헝겊으로 싸매고 찜질한다. 하루에 두세 번 갈아 댄다. 또는 생 호박잎을 조금 비벼 그대로 아픈 곳에 붙이고 찜질한다.

겨자를 잘 짓찧어 물에 개어 깨끗한 천에 3~5㎜ 두께로 발라 아픈 곳에 붙이고 10~15분 찜질한다. 살갗이 벌겋게 되면 뗐다가 다시 붙인다.

솔잎을 잘게 썰어 가마에 찐 다음 뜨거울 때 아픈 곳에 대거나 깨끗한 천으로 한 겹 싸서 대고 찜질한다.

메밀가루를 간수(습기 찬 소금에서 저절로 흘러나오는 물)에 반죽하여 아픈 곳에 대고 날마다 한 시간씩 이틀이나 사흘 동안 찜질한다.

소금 500g을 뜨겁게 볶아 주머니에 넣어서 아픈 갈비뼈 사이를 따라 찜질한다.

42~44℃로 데운 감탕을 아픈 갈비뼈에 두텁게 바르고 20분 동안 찜질을 하되 하루에 한 번씩 12~14일 한다. 갈비뼈 사이 신경통으로 심장 언저리가 아플 때에는 등뼈에만 감탕 찜질을 한다. 그러나 폐결핵이 겹쳤으면 감탕 치료를 하지 않는다.

갈비뼈와 등뼈가 이어지는 자리에도 감탕 찜질을 한다. 그러나 폐결핵이 겹쳤을 때에는 감탕 치료를 하지 않는다.

땀 내기

온도가 80~90℃이고 상대 습도가 10~20%인 마른열 땀 내기탕에서 10~15분 땀 내기를 한다. 날마다 또는 하루걸러 한 번씩 모두 10~15회 한다.

물총 맞기

아픈 곳을 물속에 담그고 15~20분씩 물총 맞기를 하루에 한 번씩 여러 날 되풀이한다.

게울 때

가슴과 배

여러 가지 병이나 원인으로 위 속에 있는 음식물이 밖으로 나오는 것이다. 흔히 볼 수 있는 게우기는 급성 위장병에 걸렸을 때다. 그 밖에 장폐색증, 담석증, 유문 협착(위장에서 소화된 음식물이 위장 밖으로 나갈 때 지나는 '날문'이 달라붙는 증세), 십이지장 궤양, 위 무력증, 충수염, 위암, 어린이 중독성 소화 불량, 뇌종양, 뇌막염, 식중독일 때도 나타난다.

보통 급성 위염일 때에는 배가 아프고 열이 나면서 먹은 것을 금방 게운다. 설사를 하기도 한다. 장폐색증에는 가스가 나오지 않고 별안간 배가 몹시 아프며 고약한 냄새가 나는 것을 게운다. 십이지장 궤양이나 유문 협착, 위 무력증일 때에는 밥 먹은 다음 몇 시간이 지나서 게운다.

충수염(맹장염)은 위나 맹장 언저리가 몹시 아프면서 메스껍다가 게우기도 한다. 입덧이 나도 게우는데 주로 아침에 메스꺼워하며 게운다. 음식이 체했을 때에는 명치끝이 아프고 소화되지 않은 음식물을 게운다. 빈속에 자극이 강한 음식물을 지나치게 먹어도 게울 수 있다.

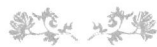

응급 치료

게울 때에는 푹 쉬게 한다. 누워 있을 때에는 얼굴을 옆으로 돌려 게운 것이 숨길(기도)로 들어가지 않게 한다.
몸을 덥게 하고 손발을 따뜻한 물로 씻어 준다.

누르기

중완혈[86]과 손목의 내관혈[34]을 손톱 끝으로 세게 여러 번 비비면서 누른다.
족삼리혈[55]과 발가락 여태혈[62]을 손가락으로 20~30초씩 여러 번 눌러 준다.

자극

배의 중완혈과 손목의 외관혈[42]을 머리핀이나 볼펜 끝으로 몇 번 비벼 누르며 자극을 준다.
족삼리혈과 발바닥 이내정혈[65]에 향불을 뜨겁게 댔다 뗐다 하며 열 번 남짓 자극을 준다.

찜질

얼음주머니로 머리와 위장 언저리를 찜질한다. 또는 수건을 찬물에 적신 다음 물기를 짜 내고 같은 자리를 찜질한다. 또 얼음덩어리를 입안에 물고 있거나 찬물로 양치질을 하면서 입안을 축여 준다.

담석증, 위경련처럼 경련이 함께 일어나는 게움에는 40℃로 데운 물주머니를 윗배에 대거나 더운물에 적신 수건을 짜서 위장 언저리에 대고 찜질한다.

뜨겁게 데운 돌이나 더운 모래를 주머니에 넣어 윗배에 대고 찜질한다.

급성 위염

가슴과 배

음식이 체하여 위 끈끈막에 급성 염증이 생긴 것이다. '식체'나 '체기'라고도 한다. 지나치게 많이 먹거나, 너무 차거나 뜨거운 음식을 급히 먹었을 때, 딱딱하게 굳거나 설익은 음식을 먹었을 때, 또 상한 음식을 먹었을 때에도 생길 수 있다.

밥 먹고 몇 시간이 지나서부터 갑자기 명치끝이 뿌듯이 아프고 메슥메슥하며 트림이 난다. 심하면 토하고 식은땀을 흘리며 얼굴이 창백하고 손발이 차다. 상한 음식을 먹었을 때에는 열이 몹시 나며 기운이 빠져 맥을 못 추기도 한다.

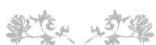

누르기

배의 중완혈[62]에 엄지손가락을 대고 등뼈 쪽으로 세게 누르고 문지른다.

다리 족삼리혈을 엄지손가락으로 3~5초씩 너무 세지도 않고 약하지도 않게 5~7회 누르고 문지른다.

위장에 반응하는 점(발바닥 한복판에서 안쪽으로 1.5치)을 엄지손가락으로 3~5초 너무 세지도 않고 약하지도 않게 5~7회 누르고 문지른다.

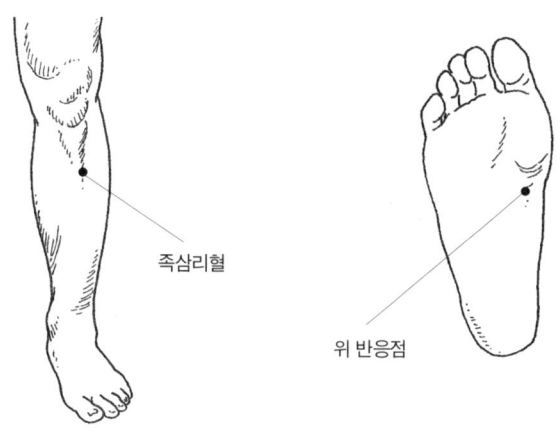

족삼리혈

위 반응점

찜질

뜨겁게 데운 납작한 돌이나 다리미 또는 모래를 마른 수건이나 헝겊에 싸서 위장 언저리에 대고 10~20분씩 여러 번 찜질한다.

39~41℃로 데운 물에 팔다리를 담근다.

소금 500g을 센 불에 볶아서 헝겊 주머니에 담아 위장 언저리에 대고 찜질한다. 식으면 다시 데워서 댄다.

기침을 할 때

가슴과 배

호흡기 계통 질병을 비롯한 여러 까닭으로 숨길(기도) 끈끈막이 자극을 받아서 일어난다. 가장 흔하게는 감기, 기관지염, 폐렴, 기관지 천식에서 볼 수 있고, 기관지 확장증, 폐결핵, 흉막염, 심장병, 후두염, 백일기침, 연기나 가스 자극, 숨길 또는 기관지에 잘못된 것이 들어가도 기침이 날 수 있다. 감기에 걸리면 윗숨길에 염증이 생겨 기침이 난다. 감기가 나으면 대부분 기침도 멎지만, 감기가 나았는데도 기침이 멎지 않는 경우는 감기에 겹친 기관지염이 아직 낫지 않았기 때문이다.

만성 기관지염, 기관지 확장증, 기관지 천식, 기관지 협착증은 열은 없고 기침이 난다. 폐결핵이 있으면 미열이 나고 밤에 식은땀을 흘리면서 기침이 난다. 폐렴이나 마른 가슴막염, 급성 후두염, 편도 고름집(편도샘 주위 농양)은 갑자기 열이 나고 기침을 한다. 백일기침, 후두염, 기관지 천식, 그리고 종양이 기관지를 누르면 숨이 가쁘면서 경련이 따르는 갑작스런 기침이 난다. 폐에 고름집이 생겼거나 병균이 들어가 생긴 기관지 확장증은 가래가 많이 나오고 기침을 한다. 고열과 기침이 나면서 고름 섞인 가래가 많이 나오면 폐에 고름집이 생긴 것이다.

심장이 몸에 필요한 피를 제대로 보내지 못하면서 폐에 피가 몰려도 기침을 한다. 이때에는 흰 거품이나 피 섞인 가래가 많이 나오며 몹시 숨이 차다. 폐암 초기에도 기침이 나는데 이때 피가래(혈담)가 나오는 것이 특징이다. 그러므로 검진을 하여 초기에 기침 원인을 찾고 제때에 치료를 받아야 한다.

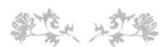

누르기

등 쪽 대추혈[99], 신주혈[105], 폐수혈[112]을 손가락으로 15초씩 세 번 누르면서 비벼 준다.

두 어깨 사이 살갗을 엄지손가락과 집게손가락으로 주름을 잡아 쥐고 아래위로 옮겨 가면서 살갗이 벌겋게 될 때까지 주물러 준다.

운동

몸을 가볍게 움직이면서 1~2분 동안 걷는다. 봉을 위로 들면서 숨을 들이마셨다가 몸을 옆으로 굽히면서 내쉬기를 2~3회 한다. 봉을 허리에 대고 가슴을 넓히면서 숨을 들이마셨다가 허리를 앞으로 굽히면서 내쉬기를 4~6회 한다. 봉을 위로 들면서 숨을 들이마셨다가 봉을 어깨 위로 내리면서 내쉬기를 4~6회 한다. 그 다음에 의자에 편안히 앉아서 1~2분 숨을 고른 다음 몸만 옆으로 돌리고 팔을 옆으로 들면서 숨쉬기를 2~3회 한다. 의자에 앉은 자세에서 팔꿈치를 굽혀 가슴을 넓히면서 숨을 들이마셨다가 양손을 가슴에 올리고 누르면서 숨쉬기를 4~6회 한다. 의자에 앉은 자세에서 팔을 무릎 위에 올려놓고 숨을 들이마셨다가 몸을 앞으로 굽히면서 내쉬기를 4~6회 한다. 마지막에 의자에 앉은 채로 1~2분 동안 제자리 걷기를 하면서 온몸 긴장을 푼 다음, 목 운동을 하고 1~2분 동안 조용히 배로 숨을 쉰다.

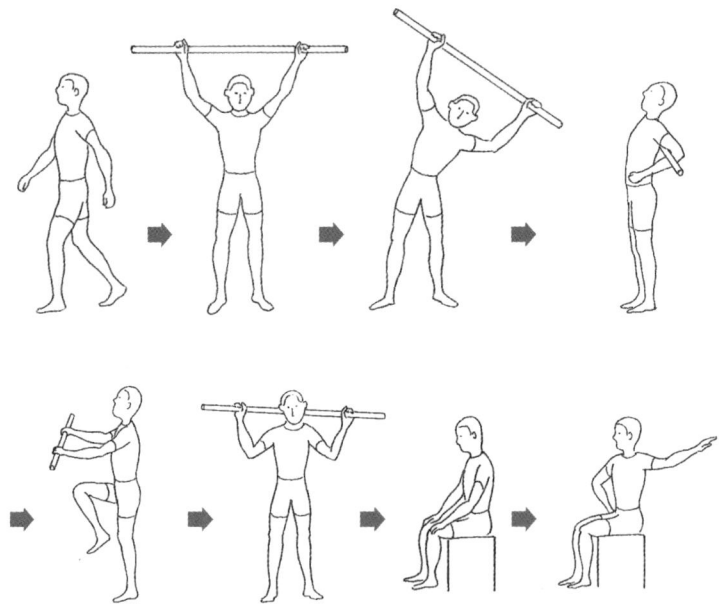

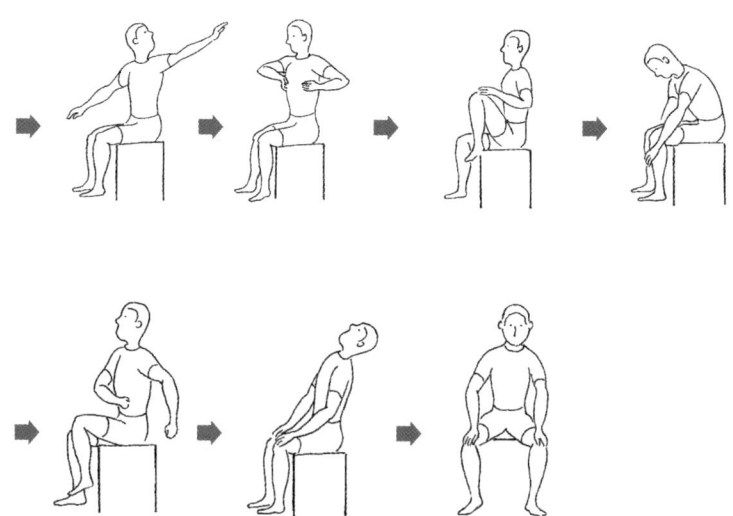

자연치료

산이나 바닷가에서 10~20분씩 하루 두세 번 가볍게 걷는다.

담낭염

가슴과 배

담낭(쓸개)에 병균 또는 기생충이 들어가서 일으키는 염증이다. 연쇄상 구균, 대장균, 포도상 구균, 폐렴 구균에 감염되었을 때, 십이지장에 있던 병균이 쓸개에 들어갔을 때, 몸속 다른 곳에 있던 병균이 혈관을 따라 쓸개에 들어갔을 때, 그 밖에도 기생충이 쓸갯길(담도)을 거쳐 쓸개에 들어갔을 때에도 생길 수 있다.

급성 담낭염일 때에는 열이 38~39℃까지 오르면서 오슬오슬 춥고 오른쪽 옆구리가 줄곧 둔하게 아프거나 찌르는 듯이 아프다. 발작 전에 나타나기도 한다. 아픔은 때로 오른쪽 어깨에도 퍼진다. 차츰 황달이 나타나고 쓸개가 커져 손으로 만져지기도 한다.

만성 담낭염일 때에는 쓸개 언저리가 자주 뻐근하게 아프고 불쾌한 느낌이 든다.

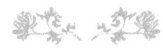

찜질

급성인 때를 지나고 한다. 감탕을 38~40℃로 데워서 쓸개 자리에 바르고 15~20분 동안 찜질한다. 하루걸러 한 번씩 모두 10~12회 한다.

염증이 잦아들었을 때 감탕을 42~44℃로 데워서 쓸개 자리와 척수 반사대(제7~12등뼈)에 바르고 20~25분 찜질한다. 날마다 또는 하루걸러 한 번씩 12~14회 한다.

수술한 뒤에 후유증이 있으면 감탕을 40~42℃로 데워 아픈 곳에 대고 15~20분 동안 찜질한다. 하루걸러 한 번씩 10~20회를 한다.

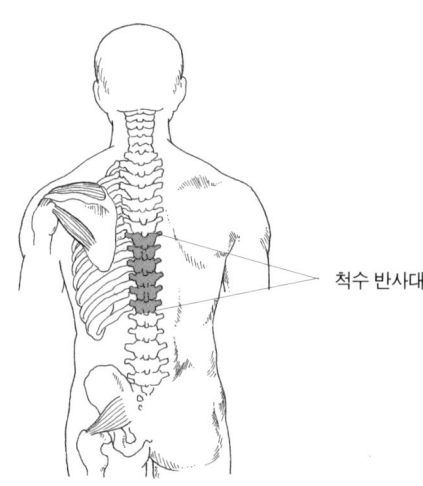

척수 반사대

온천

탄산수소천이나 탄산천을 42~44℃로 데워 200~300㎖씩 하루 4~8회 마신다.

자연치료

병이 나아질 때 햇빛 쪼이기, 공기욕, 해수욕을 한다.

여러 치료법 함께 쓰기

약수를 마시면서 감탕 치료를 한다. 탄산천이나 탄산수소천을 40℃로 데워서 250~300㎖씩 하루에 네다섯 번 마신다. 그리고 다음 날 아픈 곳에 감탕 찜질을 한다.

딸국질을 할 때

가슴과 배

여러 가지 병으로 숨근(호흡근)이나 횡격막 신경이 경련을 일으키며 생기는 증상이다. 흔히 뇌막이나 뇌수에 생긴 병, 뇌출혈, 복막염, 뇌졸중, 심장병, 요독증, 그 밖에 음식을 급하게 삼키거나 정신에 심한 충격을 받았을 때 생길 수 있다.

심한 정신 충격을 받거나 음식을 급하게 삼킬 때 별안간 딸꾹질이 난다. 이런 때에는 몇 분 안에 저절로 멎는다. 딸꾹질이 심하면 소리가 요란할뿐더러 배가 몹시 아파서 괴로워한다. 뇌졸중에 딸꾹질이 나오는 경우가 있는데 이때에는 딸꾹질이 오래 이어진다. 심장병, 요독증으로 생긴 딸꾹질은 빨리 멎게 하여야 한다.

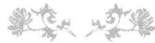

누르기

손가락으로 두 눈을 살며시 누르면 딸꾹질이 멎는다. 멎지 않으면 좀 더 세게 누른다.

똑바로 앉은 자세에서 턱을 조금 쳐들고 울대뼈 양쪽에 엄지손가락과 집게손가락을 대고 가볍게 누르면 멎는다.

엄지손가락으로 무릎 양구혈[52]을 두세 번 되풀이해서 세게 누른다.

엄지손가락은 목 밑에, 나머지 손가락은 목 뒤에 대고 엄지손가락을 세워서 15초씩 세 번 누른다.

귀에 있는 횡격막 반응점과 십이지장 반응점을 엄지손가락으로 10~15초쯤 누른다.

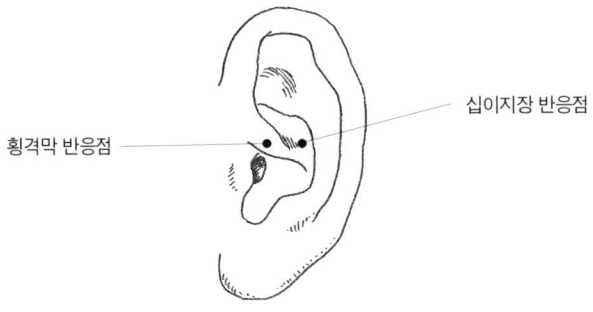

자극

콧속을 자극하여 재채기를 하거나, 갑자기 놀라게 하면 멎을 수 있다.

눈을 가볍게 감게 하고 숨을 가만히 쉬게 한 다음 양쪽 엄지손가락으로 요골 동맥을 눌러 준다.

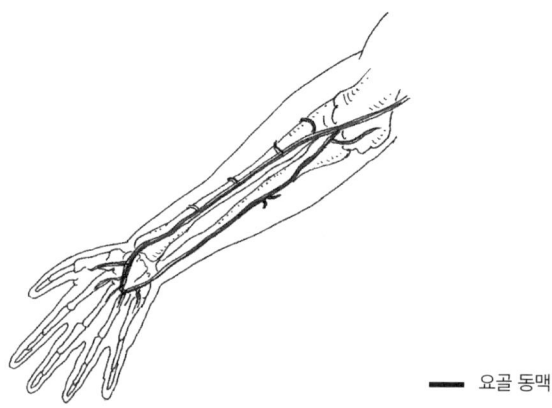

─ 요골 동맥

찜질

목덜미에 찬물 찜질을 하면 쉽게 멎는다.
위장 언저리를 더운물이나 찬물로 찜질해 준다.

다른 치료법

입안에 물을 오랫동안 머금는다. 설탕물을 진하게 타서 천천히 마시면 잘 멎는다.
배로 힘껏 숨을 들이마신 다음 한참 숨을 멈추면 멎는다.
깨끗한 천이나 손수건으로 혀를 싸서 쥐고 딸꾹질을 할 때 혀를 힘껏 앞으로 잡아당겨 준다.

만성 간염

가슴과 배

급성 간염에 걸린 뒤에 간염이 낫지 않고 이어지면서 간에 염증이 두루 퍼지는 증상이다. 급성 간염에 걸린 지 6개월이 지났는데 낫지 않는 이가 있고, 또 급성 간염을 앓은 적이 없는데도 간이 제구실을 못하고 치료를 해도 잘 낫지 않는 이가 있다.

가장 많은 원인은 전염성 간염이며 그 밖에도 화학 약물이나 알코올 독, 위장 질병, 쓸갯길(담도) 질병이 감염을 일으키는 원인으로 알려져 있다. 임상에서는 활동성과 비활동성으로 나눈다.

온몸이 나른하고 쉽게 피로를 느끼고 오른쪽 옆구리가 아프고 헛배가 부르면서 소화가 잘 안 되고 메스껍고 잠이 잘 오지 않는다. 또 비장이 붓고 코피가 나고 잇몸에서도 피가 나고 살갗 밑에서도 혈관이 터져 피가 날 수 있다. 머리가 아프고 얼굴이 붓는 증상도 있다.

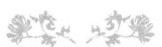

누르기

등 쪽 간수혈과 담수혈에 두 엄지손가락을 겹쳐 대고 15초씩 곧바로 내리누르기를 세 번 한다.

머리 뒤 뇌호혈과 다리 족삼리혈[55]에 엄지손가락을 대고 15초씩 세 번 누른다.

두 엄지손가락을 제8, 9, 10등뼈 양쪽에 나란히 대고 왼쪽은 좀 세게 10초씩, 오른쪽은 가볍게 15초씩 세 번 똑바로 내리누른다.

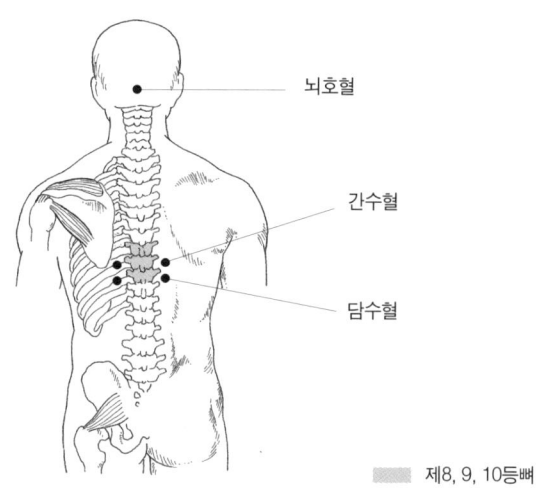

찜질

감탕 찜질을 한다. 병이 낫고 있는 환자에게 오른쪽 옆구리에 40~42℃로 데운 감탕으로 20분씩 하루걸러 한 번 찜질한다. 모두 10~12회 한다. 처음에는 오른쪽 옆구리 앞에만 하고, 생리 활동이

왕성하게 일어나는 활성기를 피하여 오른쪽 옆구리부터 등까지 찜질한다.

전염 증상이 남아 있거나 몸이 허약할 때에는 오른쪽 옆구리와 제7~10등뼈에 40~42℃로 데운 감탕을 바르고 15~20분 동안 찜질한다.

비활성기에 다른 척추 질병과 신경 계통 질병이 겹쳤으면 감탕을 40~42℃로 데워서 오른쪽 옆구리에서 등까지 바르고 10~15분 동안 찜질한다. 이렇게 하루걸러 한 번씩 모두 10~14회 한다.

심장 혈관까지 탈이 났으면 오른쪽 옆구리 앞에만 찜질을 하되, 15~20분씩 하루걸러 한 번 한다.

만성 쓸개염이 겹쳤을 때에는 아침 빈속에 황산염천을 100~150ml 마시고 44~48℃로 데운 감탕을 오른쪽 옆구리에 붙이고 오른쪽으로 누워 30분 동안 찜질한다. 일주일에 두세 번 하는 것이 좋다.

달걀 흰자위에 보드라운 소금을 조금 넣고 잘 섞어 깨끗한 천에 고루 발라 간 언저리에 댄 다음 얇은 비닐을 덮고 찜질한다.

따끈한 순두부 물에 수건을 적셔서 간 언저리에 대고 한두 시간씩 찜질한다.

운동

방바닥에 앉아 양쪽 무릎을 세운 다음 왼발을 조금 공중에 띄우고 오른손으로는 그 발목을 쥐고 왼손으로는 발끝을 쥔다. 이

때 오른손 엄지손가락으로 발목 뼈마디 앞쪽 한가운데 있는 해계혈을 잡는다. 다음 왼손으로 쥔 발가락을 잡아당겨 발목을 무릎 쪽으로 세게 굽혔다가 갑자기 놓으면 발이 저절로 본래 위치로 돌아간다. 이런 방법을 서너 번 되풀이한다.

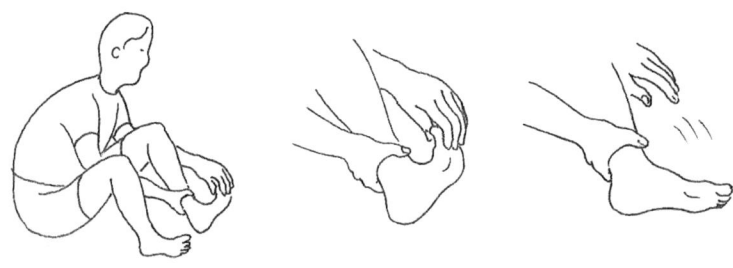

숨쉬기 운동과 몸통 운동을 자주 한다. 또 누워서 다리를 굽히고 팔을 움직이거나, 누워서 배로 숨쉬기, 걷기를 많이 한다. 운동을 하면 피가 잘 돌고 쓸개즙이 잘 나오며 위장이 튼튼해진다.

온천

주로 탄산수소천, 탄산칼슘천, 황산염천을 쓴다.

42~45℃로 데운 약수를 200~300㎖씩 마시는데, 위액이 분비되는 때에 맞게 하루 세 번 밥 먹기 40~50분 전에 마신다.

쓸개즙이 잘 나오게 하려면 약수를 42~45℃로 데워 400~500㎖씩 하루 세 번, 밥 먹기 40~50분 전에 마신다. 필요에 따라서는 황산마그네슘 한 숟가락을 녹여 마실 수도 있다.

약수를 밥 먹기 40분 전과 30분 전에 두 번 마시는 방법도 있다. 이때에는 약수를 400~500ml씩 42~45℃로 데워서 마신다. 그리고 오른쪽 옆구리에 더운물 주머니를 대고 옆으로 눕는다. 이렇게 하루에 두세 번 되풀이한다.

36~38℃ 탄산수소염천에서 12~15분씩 하루 목욕하고 하루 쉬는 방식으로 모두 10~12회 한다. 목욕은 보통 아침밥을 먹고 1시간 30분이 지나 오전 안에 하는 것이 좋다.

자연치료

따뜻한 계절에 시간을 정해 놓고 공기욕을 한다. 처음에는 하루 30분쯤으로 시작해서 조금씩 시간을 늘리며 한두 시간쯤 날마다 한다. 추운 날에는 걷는 것이 좋다. 햇볕이 잘 들고 바람이 불지 않고 눅눅하지 않은 곳이 좋다.

만성 기관지염

가슴과 배

기침과 가래가 생기면서 기관지에 병이 오는 만성 염증이다. 흔히 감기를 앓다가 기관지염으로 넘어간다. 급성 기관지염을 잘 치료하지 않았을 때, 그 밖에 먼지, 가스, 담배 때문에 생기는 경우가 있고 갑자기 찬바람을 맞았을 때에도 생길 수 있다.

기침을 줄곧 오래 하고 가래도 나온다. 기침하거나 운동을 할 때 숨이 차다. 기침이 심하면 가슴이 아프고 숨이 가쁘고 입맛이 떨어지고 머리가 아프다. 또 허옇거나 누르스름한 끈끈한 액체 또는 고름이 섞인 가래가 나온다. 가래가 목에 걸려서 잘 나오지 않을 때도 있다.

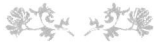

누르기

등쪽 풍문혈[113], 폐수혈[112], 궐음수혈[95]에 두 엄지손가락을 나란히 대고 너무 세지도 약하지도 않게 3~5초씩 5~7회 누르고 문지른다.

폐, 기관지에 반응하는 자리(발바닥 가운데 언저리에서 엄지발가락 쪽으로 2치 되는 곳)에 엄지손가락을 대고 너무 세지도 약하지도 않게 3~5초씩 5~7분 동안 누르고 문지른다.

찜질

겨자 가루를 더운물에 잘 풀고 거기에 수건을 담갔다가 짜서 가슴과 등에 댄다. 그 위에 마른 수건을 덮고서 20~30분 있으면 살갗이 벌겋게 된다. 그러면 겨자 수건을 벗겨 내고 깨끗한 수건으로 닦고 나서 그 자리를 더운물로 찜질한다.

토란 껍질을 벗기고 절구에서 짓찧는다. 그 다음 강판에 간 생강을 토란 절반쯤 되게 넣고 밀가루를 섞어 잘 반죽한다. 그것을 가슴에 붙이고 그 위에 기름종이를 대고 붕대를 싸맨다. 하루에 두세 번 갈아 붙인다.

땀 내기

온도가 70~90℃이고 상대 습도가 10~20%인 마른열 땀 내기탕이나 온도가 40~50℃이고 상대 습도가 60~80℃인 젖은열 땀 내기탕, 그리고 약찜 땀 내기탕에서 땀 내기를 한다. 특히 약찜 땀 내기가 효과가 좋다. 솔잎을 넣은 가마 안에 들어가 10~15분 동안 땀 내기를 대여섯 번 한다.

마른열 땀 내기보다는 젖은열 땀 내기가 더 좋다. 약찜 땀 내기는 더욱 효과 있다. 가마 안에 솔잎만 넣고 땀 내기를 해도 일주일 안에 기침, 가래, 미열, 머리 아픔 같은 증상이 없어진다. 이렇게 약찜 땀 내기를 하면 혈관이 넓어져서 피가 잘 돌 뿐 아니라 약을 쪄 낸 김을 들이마시면서 병균도 잘 죽는다. 만성 기관지염을 다스리는 데 아주 좋다.

운동

아침 일찍 일어나 새벽 공기를 코로 천천히 들이쉬고 입으로 내쉬는 숨쉬기 운동을 5~7회 한다. 그리고 5분 동안 편히 쉰다. 이 운동을 여러 번 되풀이하면 효과 있다.

온천

염화염천이나 유황천에서 10~20분씩 여러 번 목욕한다.
방 안에 분무기로 온천물을 안개처럼 뿜어 놓고 5~10분 앉아 있는다. 탄산수소천, 염화염천, 유황천, 라돈천이 좋다.

바닷물

하루에 한두 번 바닷물로 목욕을 하거나 바닷물을 마신다.

온도는 18℃가 넘고 파도는 2m보다 낮은 바닷물에서 하루에 한두 번씩 5~10분 동안 해수욕을 한다.

자연치료

따뜻한 날에 숲이나 바닷가 쉼터에서 공기가 맑은 바깥을 거닐기도 하고 낮잠도 잔다. 날마다 시간을 조금씩 늘려 가며 4~5일 하는 것이 좋다.

만성 위염

가슴과 배

위 끈끈막에 만성 염증이 생겨 위장이 위액 분비와 운동을 제대로 못하는 병이다. 급성 위염일 때 치료를 잘 받지 않았거나, 오랫동안 끼니를 제때 먹지 않았거나, 소화가 잘 안 되는 음식을 자주 먹었을 때 생길 수 있다. 또 위를 자극하는 약을 오래 먹었을 때나, 음식이 자주 체하는 이에게도 있을 수 있다.

위산 과다증은 식사 후 두세 시간 지나면 신트림이 나고 속이 쓰리다. 저염산증 또는 무염산증은 때로 달걀 썩은 냄새가 나는 트림을 하고 속이 늘 메슥거리고 명치끝이 무지근하다. 또 소화가 잘 안 되고 배 속에 가스가 차며 입맛이 없고 묽은 똥을 싼다.

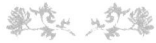

누르기

등허리 비수혈과 위수혈에 두 엄지손가락을 대고 너무 세지도 약하지도 않게 3~5초씩 3~5회 누르고 문지른다. 이 방법은 위산이 너무 많아서 생긴 만성 위염에 더 효과 있다.

배의 중완혈, 상완혈, 하완혈에 손바닥을 대고 원을 그리듯이 왼쪽에서 올려 쓸고 오른쪽으로 내리쓸면서 문지른다. 하루 세 번 밥 먹기 전에 4~5분씩 문지르면 좋은 효과 있다.

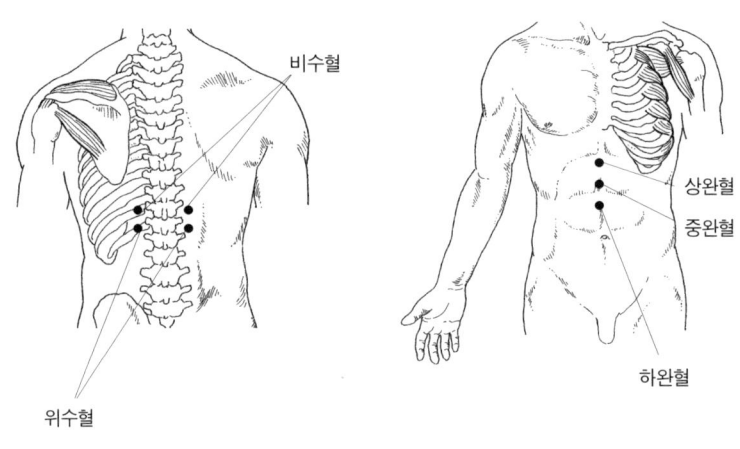

찜질

감탕을 40~46℃로 데워 3~4cm 두께로 위장(윗배)과 오른쪽 옆구리, 허리(제7등뼈에서 제3허리뼈까지)에 대고 찜질한다. 시간은 30분씩 하루에 한 번 또는 하루걸러 한 번, 모두 15~20회 한다. 위 끈끈막 거죽에 생기는 표재성 위염은 감탕을 44~46℃로 데워서 찜질한다. 위가 쭈그러드는 위축성 위염은 42~44℃로 데워 찜질한다. 위 속에서 세균이 활동하면서 생기는 활동성 위염은 감탕을 40~42℃로 데워 찜질한다.

파 100g을 조금 짓찧어서 뜨거운 물을 적신 헝겊에 고루 편다. 그것을 위장 언저리나 제7~11등뼈 사이에 대고, 손바닥만 한 납작한 차돌 두 개를 달구어 올려놓거나 달구어진 다리미를 올려놓고 30~40분 동안 찜질한다.

소금 500g을 센 불에 볶아서 헝겊 주머니에 넣어 위장 자리에 대고 찜질한다. 30~40분씩 하루에 한두 번 찜질한다. 식으면 다시 뜨겁게 데워서 댄다.

땀 내기

70℃ 안팎에 상대 습도 10~20%인 마른열 땀 내기탕이나 40~50℃에 상대 습도 60~80%인 젖은열 땀 내기탕에서 15~20분씩 하루걸러 한 번 땀을 낸다. 15~20회를 해야 치료 한 바퀴가 끝난다. 며칠 쉬었다가 한 바퀴를 더 한다. 땀 내기를 서너 번 하면 입맛이 돌고 몸속 찌꺼기와 영양분을 다스리는 대사 기능이 높아지면서 아픈 느낌도 줄어든다. 스무 번쯤 하면 대부분 낫는다.

85℃ 마른열 땀 내기탕에서 10분씩 하루걸러 한 번 땀 내기를 한다. 그렇게 10~15회를 한다. 위산 과다증 환자에게 특히 좋다.

운동

날마다 30~60분 헤엄을 치는데, 15~20분씩 2회에 나누어 한다. 헤엄치기는 위산 과다증에 효과 있다.

식사 30분쯤 전에 걷기나 계단 오르내리기를 하면 위액이 활발하게 분비된다.

온천

만성 저염산증 위염 환자는 식사 15~20분 전에 산성도(ph)가 6.0보다 낮은 약산성 약수를 150~200㎖씩 마신다.

만성 과산성 위염 환자는 밥 먹기 60~90분 전에 40~42℃로 데운 탄산수소천이나 탄산천, 황산염천을 마신다.

38~40℃ 온천에서 15분 목욕하는 방식으로 15~20회를 한다.

바닷물

바닷물을 끓여 소독하여 따뜻하게 데운 다음 100~200㎖씩 마시면 위액이 잘 분비되어 소화가 잘 된다.

여러 치료법 함께 쓰기

무염산증 또는 저염산증 만성 위염 환자는 약산성 약수를 마시면서 땀 내기를 함께 한다. 또는 약수를 마시면서 감탕 찜질을 해도 좋고 더불어 가벼운 운동, 산책, 공기욕을 하며 몸과 마음을 두루 편안하게 쉬는 것이 좋다.

만성 장염

가슴과 배

소장과 대장 끈끈막에 생긴 만성 염증이 때로는 좋아지고 때로는 나빠지면서 오래 앓는 병이다. 흔히 급성 소대장염을 잘 치료하지 않았을 때 생긴다. 다른 장기에 생긴 만성 질병이나, 여러 독성 물질과 화학 물질이 일으킬 수도 있다. 또 찬 음식을 먹거나 몸을 차게 하여 병이 도지는 일이 많다.

주된 증상은 설사다. 하루에 두세 번 남짓 설사를 하는데, 밥을 먹자마자 설사를 하기도 하고, 손발을 차게 했을 때 설사를 하기도 한다. 심하면 하루에 대여섯 번 설사를 하며 헛배가 부른다. 이 밖에 배가 아프거나 끓는(복명) 증상이 있고 손발과 배가 차다.

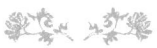

누르기

발등 행간혈에 두 엄지손가락을 겹쳐 대고 곧추세워서 15초쯤 힘껏 누른다. 이것을 세 번 되풀이한다.

등 쪽 기해수혈, 대장수혈을 두 엄지손가락으로 15초씩 누른다. 한 번은 곧추세워 누르고 뒤이어 등뼈 쪽(오른쪽에서는 왼쪽 방향으로, 왼쪽에서는 오른쪽 방향)으로 세 번 되풀이해서 누른다.

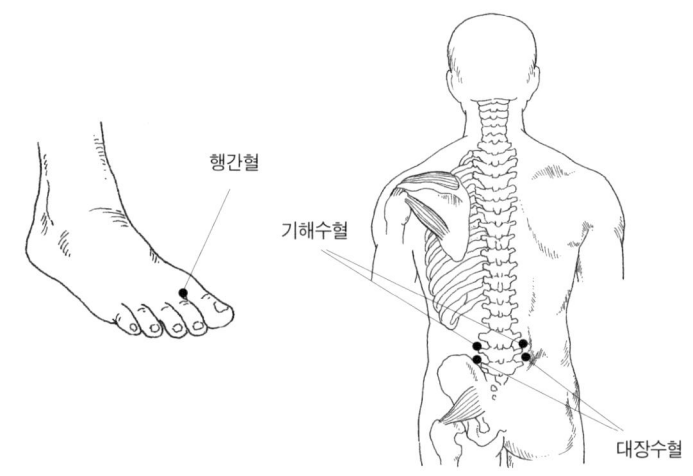

찜질

50~55℃로 데운 모래를 헝겊 주머니에 넣어 아랫배에 20~30분 대고 찜질한다. 날마다 또는 하루걸러 한 번씩 15~20회 한다.

생강 50g을 짓찧어 즙을 짠 데다 향부자 가루 15g을 넣고 고루 섞은 다음 끓는 물 200㎖를 넣고 잘 섞는다. 여기에 수건을 적시어 배꼽 둘레에 대고 가볍게 위아래로 문지르면서 찜질하면 배 아픔과 설사가 멎는다.

소금 500g을 센 불에 볶아 헝겊 주머니에 넣어서 배꼽에 대고

30분 동안 찜질한다.

약쑥 잎을 그늘에서 말린 다음, 비벼서 1~2㎝ 두께로 헝겊에 고루 펴 넣고 배띠(복대)를 만들어 아랫배에 두르고 다닌다.

소나무 진을 기름종이나 얇은 비닐에 3~5㎜ 두께로 펴서 배꼽에 붙인다. 5일에 한 번씩 갈아 붙이기를 세 번쯤 되풀이한다.

병이 나아질 때 감탕 찜질을 한다. 40~44℃로 데운 감탕을 증상에 따라서 배와 아래 등뼈, 허리뼈에 대고 10~15분 찜질한다. 감탕 찜질과 온천욕을 번갈아 하거나, 온천욕을 날마다 한 번 하고 감탕 찜질을 하루걸러 한다. 모두 10~20회 한다.

음식물이나 병을 일으키는 세균 때문에 대장염이 생겼을 때에는 감탕 온도를 42~44℃로, 치료 시간을 15~20분으로 해서 모두 10~12회 찜질한다.

중독성 대장염에 걸렸을 때에는 온천물을 마시거나 온천에 발을 씻고, 또 목욕을 하면서 앓는 곳에 감탕 찜질을 함께 한다.

온천

알레르기가 있을 때에는 유황천, 염화염천을 쓴다. 중독이거나 병균이 옮았거나 음식물 때문이면 탄산수소천을 쓴다.

장 꿈틀거림이 심하면 약수를 40~45℃로 데워 150~200㎖씩 하루 두세 번 마신다. 장에 기운이 부족하거나 변비가 생겼을 때에는 15~20℃ 차가운 광천수를 밥 먹기 1시간 반에서 2시간 전에 300~350㎖씩 마신다.

배가 아플 때

소화기 계통을 비롯하여 배 속 장기들과 조직에 병이 생겨, 그 자극 때문에 나타나는 증상이다. 흔히 배 속의 장기에 질병(위장병, 간병, 쓸개관병, 췌장병, 장폐색증, 회충증, 대장염, 복막염, 신장 결석, 방광염, 자궁 외 임신, 충수염, 부속기염, 월경 장애)이 있을 때, 외부의 충격으로 배 속 장기가 다쳤을 때 배 아픈 증상이 나타난다.

배 아픔은 보통 병이 난 장기나 조직에서 나타나지만 때로는 전혀 다른 곳에서 나타날 수도 있다. 배가 아픈 정도는 저마다 다르다. 갑자기 쥐어 비트는 것처럼 몹시 아플 때도 있고, 은근히 아플 때도 있다. 병이 심하면 배 아픔도 심해진다. 질병에 따른 배 아픈 꼴은 다음 표처럼 나타난다.

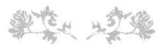

증상\질병	아픈 곳	앓는 꼴	배를 눌렀을 때	게우기	열	똥
급성 위장염	윗배→아랫배(허리에서 흩어진다)	금방 좋아진다	부드럽다	있다	없다가 있다	설사
급성 충수염	한결같지 않다→오른쪽 아랫배	시간이 갈수록 심하다	오른쪽 아랫배가 굳다	있다	있다	
위, 십이지장 궤양 또는 구멍 뚫림	윗배→온통	많이 아프다	판자를 누르듯 딱딱하다	심하다 (피를 토한다)	많다	
담석증	오른쪽 윗배 언저리	사이를 두고 심하게 아프다	오른쪽 윗배가 굳다	있다	없다가 있다	
급성 췌장염	윗배	심하게 아픈 편이다	판자를 누르듯 딱딱하다	심하다	많다	
급성 복막염	배 언저리까지	심하게 아픈 편이다	판자를 누르듯 딱딱하다	심하다	많다	설사
장폐색증	한 곳 또는 온통	시간이 갈수록 심하다	배가 부풀어 오르면서 굳는다	심하다	없다가 있다	
요로 결석	옆배	사이를 두고 시간이 갈수록 아프다	때로 굳다	심하다	없다	
자궁 외 임신	아랫배	심하게 아픈 편이다	아랫배가 굳다	심하다	없다	
식중독	윗배→왼쪽 아랫배	약하다가 시간이 갈수록 심하게 아프다	부드럽다	심하다	없다	설사

누르기

위경련으로 배가 아프면 무릎 위의 양구혈[52]과 명치끝 아래부터 배꼽까지를 손가락으로 세게 15초씩 세 번 누른다. 명치끝에서 배꼽을 누를 때에는 손가락을 떼지 말고 줄곧 내리누른다.

위가 처져서 아플 때나, 건강이 안 좋은 이가 갑자기 냉기를 쐬거나 손발을 차게 해서 위가 비틀리는 듯이 아플 때에는 어깨뼈 아래 기슭을 1분쯤 올려 누르면 아픔이 멎는다. 다시 아파 오면 같은 방법을 되풀이한다.

자극

설사를 하면서 배가 몹시 아플 때에는 배꼽이 데지 않을 만큼 향불을 여러 번 가까이 댔다 뗐다 한다.

급성 위염으로 배가 갑자기 아프면 등의 육화혈을 머리핀이나 볼펜 끝과 같이 뾰족한 도구로 대여섯 번 자극하거나, 향불을 가까이 댔다가 뜨거우면 드는 방식으로 대여섯 번 자극하면 효과 있다.

급성 장염으로 배꼽 둘레가 갑자기 몹시 아프면 배꼽 천추혈을 끝이 뾰족한 도구로 세게 비비면서 대여섯 번 자극하거나, 향불을 가까이 댔다가 떼는 방식으로 대여섯 번 자극한다.

급성 충수염(맹장염)으로 오른쪽 아랫배가 아플 때에는 정강이에 있는 족삼리혈이나, 그 아래 충수혈을 뾰족한 도구로 발끝까지 저리도록 세게 자극하면 효과 있다. 이 자극을 여러 번 되풀이한다.

급성 장폐색으로 갑자기 배가 심하게 아프다가 전체로 퍼지면 손목 내관혈, 정강이 족삼리혈, 배꼽 천추혈을 끝이 뾰족한 도구로 세게 자극한다.

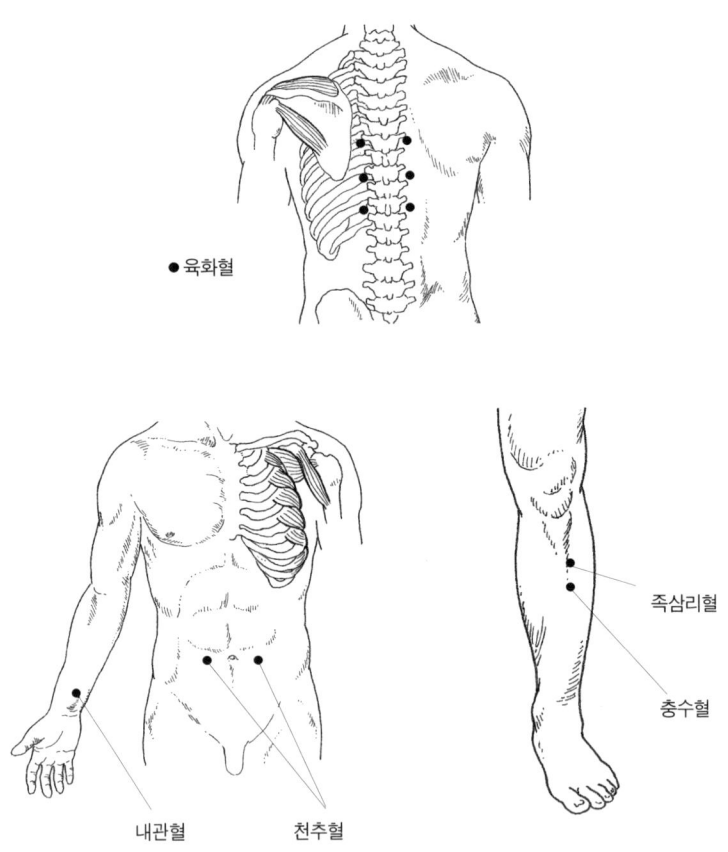

찜질

위장염, 대장염으로 소화가 잘 안 되고 설사가 나고 배가 아프면 돌을 불에 달구거나 다리미를 켜고 헝겊에 싸서 가장 아픈 곳에 대고 찜질한다. 더불어 발바닥을 같은 방식으로 찜질해도 좋다.

소화기 질병으로 배가 아프면 모래나 감탕을 40~50℃로 데워서 아픈 곳에 2~6㎝ 또는 6~8㎝ 두께로 덮거나 바르고 20~40분 찜질한다.

급성 복막염으로 배가 아프면 달군 돌이나 뜨거운 다리미를 헝겊에 싸서 윗배에 대고 찜질한다. 또는 파 밑뿌리 7~10개를 소금을 조금 넣고 진하게 달여 수건을 적시어 아픈 곳에 대고 찜질하면 효과 있다. 파 밑뿌리 달인 물을 따뜻하게 마셔도 좋다.

겨울에 춥거나 냉기를 받아 배가 아프면 소금 300g을 볶아서 뜨거울 때 얇은 천에 싸서 배꼽 둘레를 찜질한다.

변비가 있을 때

가슴과 배

여러 까닭으로 똥이 오랫동안 장 속에 머물면서 굳어져서 똥을 누기 힘든 증상이다. 편식을 하거나 채소를 적게 먹었을 때, 위장과 간이 제구실을 못할 때, 치질로 아플까 두려워서 똥을 참을 때 변비가 생길 수 있다. 운동이 부족한 사람, 앉아서 오랫동안 일하는 사람, 신경이 지나치게 날카로운 사람도 변비에 잘 걸린다.

며칠 지나도 똥 누기가 힘들면서 허리 아래가 무지근하고 배가 부르고 입맛이 떨어지고 머리가 무거우며 정신이 흐릿하다. 변비가 오래 이어지면 치질을 비롯한 항문 질병이 생긴다.

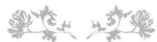

누르기

아침저녁으로 자리에 누워서 무릎을 세우고 두 손바닥으로 배꼽 둘레를 시곗바늘이 돌아가는 방향으로 누르면서 문지른다. 처음에는 약하게 문지르다가 조금씩 힘을 주면서 아랫배에 딴딴한 것이 없어질 때까지 누르고 문지른다.

　아픈 이를 눕게 하고 명치끝을 서너 번 눌러 준 다음 배꼽 언저리를 노를 젓는 것처럼 누른다. 그 다음에 오른쪽 배 맹장이 있는 곳에서 아홉 번째 갈비뼈까지(상행 결장 언저리) 위로 쓸어 올리며 누른다. 오른쪽 아홉 번째 갈비뼈로부터 왼쪽 아홉 번째 갈비뼈까지(횡행 결장 언저리) 옆으로 눌러 간다. 왼쪽 아홉 번째 갈비뼈에서 아래로 하행 결장을 따라 엉덩뼈(장골) 앞까지 내리누른다. 이어 환자를 엎드리게 하고 심수혈과 그 위아래를 천천히 힘주어 누른 다음 허리의 지실혈과 그 위아래를 천천히 시간을 들여 두 엄지손가락으로 누른다. 다음 엉덩뼈 위 기슭을 따라 배 아래쪽을 누른 다음 넓적다리 안쪽과 앞면 가운데를 두 엄지손가락을 마주 대고 몇 번 힘주어 누른다.

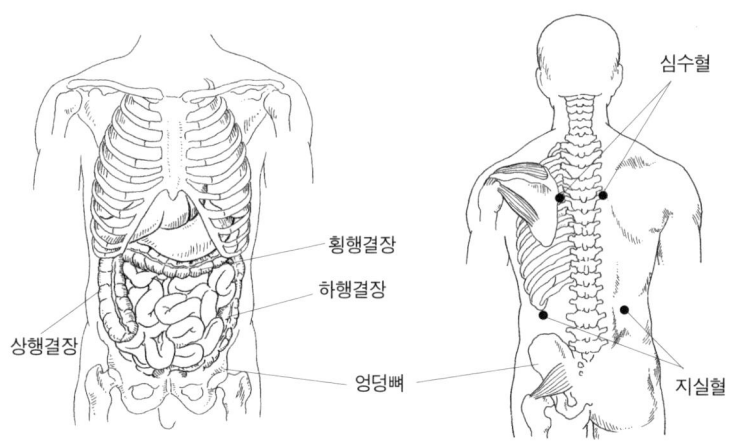

운동

발을 어깨 너비로 벌리고 선 자세에서 가볍게 주먹을 쥐고 앞뒤로 휘두르면서 앞에 온 주먹으로 아랫배를, 뒤에 간 주먹으로 허리뼈를 두드린다. 새벽에 잠자리에서 일어나 100~200회씩 날마다 두드리면 변비가 풀린다.

새벽과 밤에 반듯이 누워서 두 다리를 위로 쳐들었다가 놓는 힘을 이용하여 몸을 일으켜 앉는 운동을 다섯 번 되풀이한다. 그다음 반듯이 누운 자세에서 두 다리를 펴서 바닥에서 떼지 않은 채로 윗몸을 일으켜 앉았다가 눕기를 다섯 번 되풀이한다.

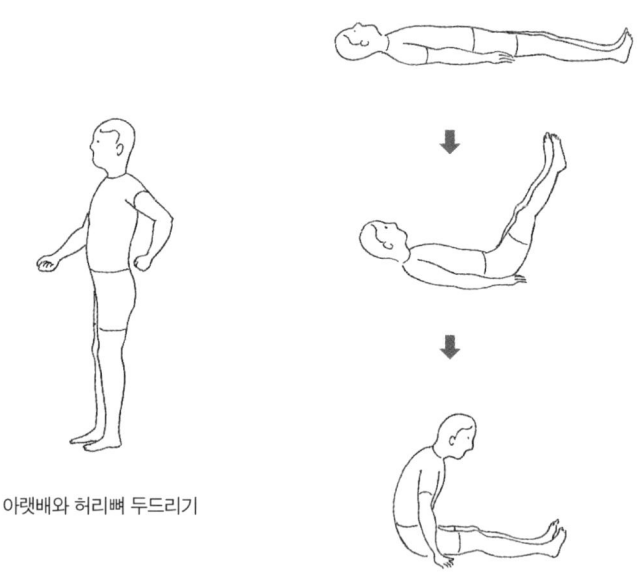

아랫배와 허리뼈 두드리기

물 맞기

3m 높이에서 떨어지는 25℃ 온천물을 허리와 엉덩이, 배에 맞는다. 하루에 20분씩 변비가 풀릴 때까지 한다.

온천

습관성 변비에는 아침 빈속에 차가운 약수를 400~500㎖씩 마신다. 또 염화염천이나 유황천에서 10~15분쯤 온천욕을 한다.

장이 무력해서 생긴 변비에는 염화 이온이 든 온천물을 250~300㎖씩 하루에 세 번 마신다.

약물

나팔꽃 씨나 질경이씨를 거칠게 가루 내어 10g씩 아침에 일어나자마자, 그리고 밤에 잠들기 전에 먹는다.

설사를 할 때

가슴과 배

여러 까닭으로 물 같은 똥이나 피고름이 섞인 똥을 하루에 여러 번 누는 증상이다. 흔히 장에 염증이 생겼거나 상한 음식을 먹었을 때, 위장이 소화한 음식을 제대로 밀어내지 못할 때, 급성 위염, 급성 장염일 때 생길 수 있다.

급성 위염에 걸리면 설사하기 전에 먼저 소화가 되지 않거나 배가 무지근하다가 속이 끓어 오르면서 물 같은 똥이 좍 나온다. 그러나 한두 번 설사하고 멎는 때가 많다. 급성 대장염일 때에는 대체로 왼쪽 아랫배가 아프면서 똥을 조금씩 자주 누거나 똥에 피고름이 섞여 나온다. 설사한 뒤에는 뒤가 무지근하다.

급성 장염을 앓으면 배꼽 둘레가 아프면서 똥을 아침 일찍 눈다. 첫 똥은 좀 굳으나 다음 것은 물기가 많고 색깔이 벌겋다. 식중독을 앓을 때에는 배와 머리가 아프면서 열도 나며 게우고 설사를 한다.

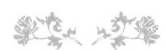

찜질

　배를 차게 하여 생긴 만성 설사에는 뜨겁게 데운 모래를 헝겊 주머니에 넣어 아랫배를 찜질하거나 뜨거운 돌로 찜질을 한다.
　아랫배가 끓으면서 설사를 몹시 할 때에는 파에 소금을 조금 넣고 짓찧어 따뜻하게 데워서 아랫배에 대고 찜질한다.
　붉나무 벌레집 10g을 보드랍게 가루 내서 식초에 개어 헝겊에 발라 배꼽에 대고 찜질한다.
　볶은 소금 50g을 종이에 싼 다음 또 깨끗한 천이나 헝겊으로 싸서 배에 찜질한다.

누르기

　약한 설사일 때에는 팔꿈치를 고이고 손으로 턱을 받치면서 엎드리게 하고 넓적다리 밑에 베개를 괴어 허리가 구부러지게 한 뒤, 제2허리뼈 옆을 엄지손가락으로 2분쯤 다리 쪽으로 힘이 가게 꼭 누른다.

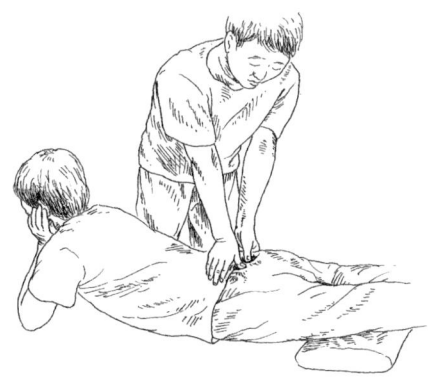

찬 음식을 먹고 설사할 때에는 바깥 복사뼈 아래 점(새끼발가락 쪽 복사뼈 가운데를 똑바로 그은 선이 발등 살갗과 발바닥 살갗 경계선과 만나는 점)을 손가락으로 5초쯤 세게 여러 번 누른다.

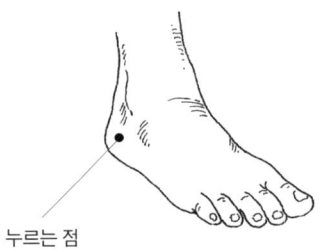

누르는 점

배의 중완혈[86], 천추혈[88], 관원혈[76]을 차례로 손가락으로 세게 누르면서 비비면 소화가 잘되면서 설사가 멎는다.

소장염과 대장염이 겹쳐서 배가 아프고 몹시 설사할 때에는 대장수혈[98]과 소장수혈[103]을 엄지손가락으로 차례로 세게 누르면서 비벼 준다.

운동

다리를 조금 펴고 반듯이 누워서 발뒤축과 양 어깨를 땅에 대고 허리와 엉덩이를 들어올린다. 그런 상태로 얼마 있다가 다시 엉덩이와 허리를 더 들었다가 금방 바닥에 떨어뜨린다. 15초쯤 쉬었다가 다시 세 번을 거듭한다.

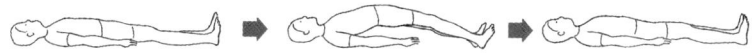

온천

위장에서 소화한 음식을 제대로 밀어내지 못하여 설사를 할 때에는 더운 약수를 150㎖씩 여러 번 마신다.

숨이 가쁠 때

가슴과 배

여러 까닭으로 정상 호흡수(1분에 16~18회)보다 숨쉬기가 빨라진 것이다. 주로 폐렴, 가슴막염, 가슴 고름(농흉), 폐 공기증, 만성 결핵, 또 광부들이 잘 걸리는 규폐증 같은 호흡기 질병, 그리고 심내막염, 저혈압, 고혈압 그 밖에 빈혈, 급성 콩팥염 같은 순환기 질병에 생길 수 있다.

폐렴, 가슴막염, 가슴 고름, 심내막염은 열이 나면서 숨이 가쁘고, 폐결핵, 규폐, 폐 공기증은 열은 없고 숨이 가쁠 수 있다. 심장병, 빈혈, 저혈압, 고혈압, 콩팥염도 열이 나면서 숨이 가쁘고 가슴이 두근거릴 수 있다.

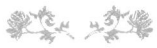

찜질

가슴막염으로 옆구리가 아프면서 숨이 가쁘면 겨자씨를 가루 내서 달걀 흰자위 1개에 개어 헝겊이나 기름종이에 발라서 옆구리에 대고 찜질한다. 만일 살갗이 벌겋게 되면 뗐다가 붙인다.

여러 까닭으로 숨이 가쁘면 파 흰 밑뿌리나 마늘을 짓찧어 헝겊에 싸서 가슴에 대고 찜질한다.

운동

공기 맑은 곳을 거닐면서 몸을 가볍게 움직이며 공기를 천천히 들이마셨다가 내쉬기를 여러 번 되풀이한다.

심장 신경증

가슴과 배

여러 까닭으로 심장병 증상이 나타나는 병이다. 끊임없이 긴장하거나 내분비가 제대로 안 되는 이, 신경이 날카로운 이, 폐경기에 접어든 여자, 출산할 때 자율 신경계에 탈이 난 여자에게 나타날 수 있다. 여자아이가 어른이 될 때에도 생길 수 있다.

약한 소리나 자극에도 잘 놀라고 가슴이 두근거리며 숨이 차다. 심장이 아프거나 어지럽고 잠에 들지 못한다.

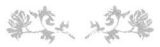

누르기

머리 뒤 뇌호혈, 귀 뒤 풍지혈, 가슴 구미혈을 각각 엄지손가락으로 15초씩 세 번에서 다섯 번 누르고 문지른다.

심장과 어깨뼈를 누른다. 날마다 또는 하루걸러 한 번씩 주먹으로 너무 세지도 않고 약하지도 않게 4~10분 동안 눌러 준다.

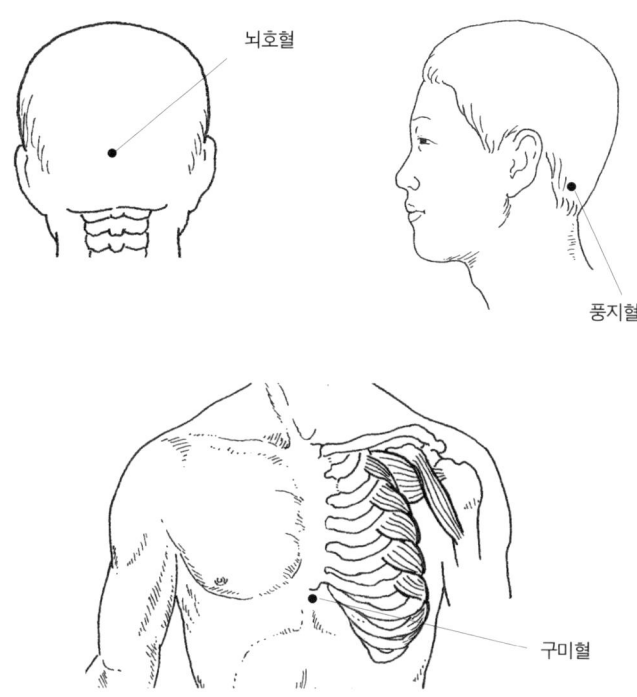

운동

날마다 팔 굽혀 펴기, 줄넘기, 달리기 그리고 깊은 숨쉬기를 아침과 저녁에 각각 10분쯤 한다. 이 운동을 하면 마음이 편안해지면서 앓던 증상들이 나아진다.

물 끼얹기

발을 찬물로 자주 씻거나 물을 끼얹는다. 또는 19~20℃가 넘는 물에서 목욕을 하되 날을 잡아 하루에 여러 번 한다.

온천

탄산천에서 32℃까지 온도를 낮추면서 목욕하거나, 36~37℃ 유황천에서 목욕한다. 하루에 15~20분씩 12~14주 동안 꾸준히 한다.

자연치료

공기는 맑고 기온은 18℃가 넘는 바닷가, 들판, 숲을 거닌다. 5~10분부터 40~60분까지 거닐 수 있다.

위경련

가슴과 배

여러 까닭으로 위장이 꿈틀거리는 연동 운동이 많아지고 또 위장이 지나치게 오므라들면서 명치끝이 몹시 아픈 병이다.

갑자기 명치끝을 쥐어 비트는 아픔이 가슴으로 치밀어 오른다. 식은땀을 흘리고 게우는데, 심하면 쓸개즙까지 게운다. 위경련 환자는 숨쉬기 힘들고 허리를 꼬부리고 배를 그러안는다. 얼굴은 창백해지고 손발이 차갑고 음식을 전혀 먹지 못한다. 경련 발작은 몇 분에서 몇 시간까지도 이어진다.

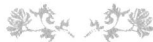

누르기

무릎 양구혈과 손목 내관혈을 엄지손가락으로 3~5초씩 3~5회 누르고 문지른다.

이 방식으로 위경련이 멎지 않으면 환자를 완전히 엎드리게 하고 제9~12등뼈 사이에서 양옆으로 각각 2치쯤 되는 곳 언저리를 두 엄지손가락으로 10분씩 세게 눌러 준다.

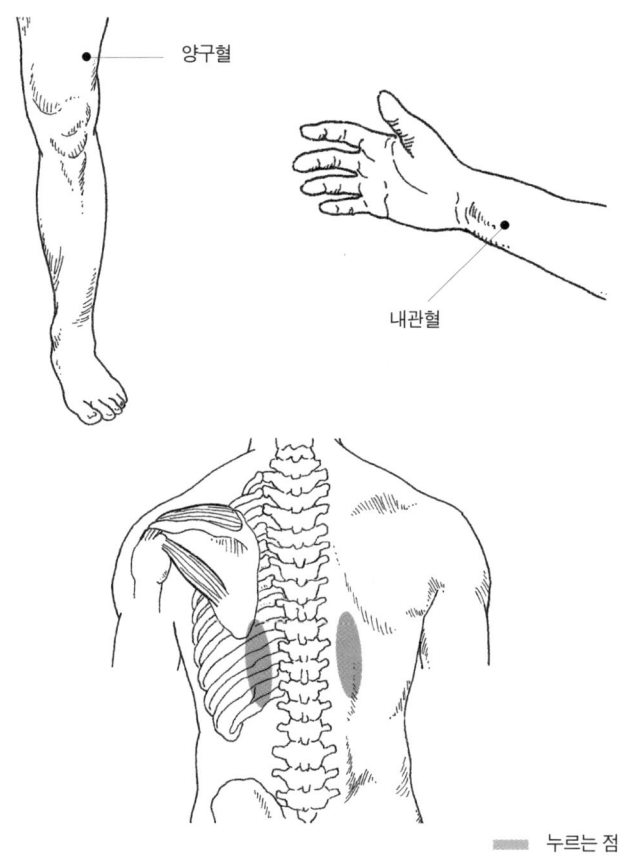

자극

배의 중완혈[86]에 향불을 가까이 댔다가 뜨거우면 드는 방식으로 열 번쯤 자극을 준다.

아픈 이를 바로 눕히고 머리 쪽에 서서 턱에 손을 걸고 잡아당기면서 좌우로 몇 번 움직여 준다.

찜질

납작하고 둥근 차돌이나 다리미를 뜨겁게 하여 헝겊이나 수건에 싸서 배에 대고 찜질한다. 식으면 다시 데워서 댄다.

소금 500g을 센 불에 볶아 헝겊 주머니에 넣어 배에 대고 찜질한다. 식으면 다시 데워서 댄다.

더운물에 손발을 담그고 씻는다. 물이 식으면 더운물로 갈면서 여러 번 되풀이한다.

겨자를 보드랍게 가루 내어 물에 개어서 기름종이나 얇은 비닐에 발라 아픈 곳에 대고 찜질한다. 살갗이 벌겋게 되고 화끈한 느낌이 들 때까지 찜질한다.

온천

더운 약수를 150ml씩 여러 번 마시게 한다.

젖앓이

가슴과 배

젖몸에 세균이 옮아서 곪거나, 젖이 몰려서 멍울이 지며 곪는 병이다. 몸 푼 뒤 3~4주 사이에 잘 생긴다. 특히 젖꼭지가 오목하게 들어가서 아기가 잘 빨지 못할 때 더 잘 생긴다. 또한 젖꼭지나 그 둘레가 헐거나 터지면 균이 들어가서 생길 수 있다.

젖이 잘 나오지 않으면서 젖몸이 붇고 딴딴해지며 벌겋게 되고 뜨거운 느낌이 있으며 아프다. 이때 치료를 잘못하면 더 아프면서 열이 나며 곪는다.

처음 앓을 때 아래 치료법을 쓰면 멍울이 삭아서 없어진다. 이미 곪은 뒤라면 외과 치료를 함께 하는 것이 좋다.

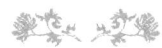

찜질

무를 강판에 갈아 깨끗한 헝겊에 싸서 아픈 곳에 대고 찜질한다. 젖앓이 초기에 찜질하면 딴딴한 멍울이 풀린다.

젖몸에 딴딴한 멍울이 생겼을 때에 수건을 더운물에 적시어 짜서 젖몸을 감싸 쥐고 비비면서 젖을 짜내면 멍울이 금방 풀리고 젖도 잘 나온다.

쇠비름 180g을 짓찧어 물 1~1.5 *l* 를 넣고 끓인 다음 40℃로 식혀서 30분씩 하루 서너 번 찜질한다.

다른 치료법

볏짚을 태워 가루 내서 쌀가루를 쑨 풀에 개어 앓는 젖몸에 하루에 두세 번씩 이틀이나 사흘 발라 주면 가라앉는다.

선인장 가시를 떼서 버리고 짓찧어 하루 4~5회 앓는 곳에 붙인다.

마늘과 파를 같은 양으로 짓찧어 아픈 젖몸에 붙인다.

싹이 난 생감자를 갈아서 아픈 곳에 여러 번 갈아 붙인다.

천식

가슴과 배

가늘고 여린 기관지들이 갑자기 경련을 일으키면서 숨쉬기가 힘들어지는 병이다. 원인은 물고기, 짐승의 털, 약물, 꽃가루, 낟알 가루와 같은 것이 몸속에 들어왔을 때 항체가 생기게 하는 단백성 물질(항원 물질)이 일으키는 알레르기 반응이다.

갑작스럽게 숨이 가쁜 것이 기본 증상이다. 발작은 주로 밤에 일어나며 목에서 쌕쌕 가르랑거리는 소리와 함께 기침이 난다. 앓는 이는 눕지 못하고 앉아서 괴로워하고 숨을 내쉬기 힘들어한다. 발작이 심하면 식은땀을 흘리며 입술, 코끝, 뺨이 허옇거나 퍼렇게 질린다. 숨소리는 약하고 거칠다. 발작은 봄과 가을에 잘 일어난다.

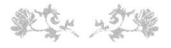

누르기

기침점(손바닥 집게손가락과 가운뎃손가락이 갈라진 사이에서 팔목 쪽으로 1치)을 손가락 끝으로 3~5초씩 여러 번 세게 누른다.

천식점(발목 앞 우묵한 곳에서 발끝 쪽으로 1.5치)을 손가락 끝으로 30초씩 여러 번 세게 누른다.

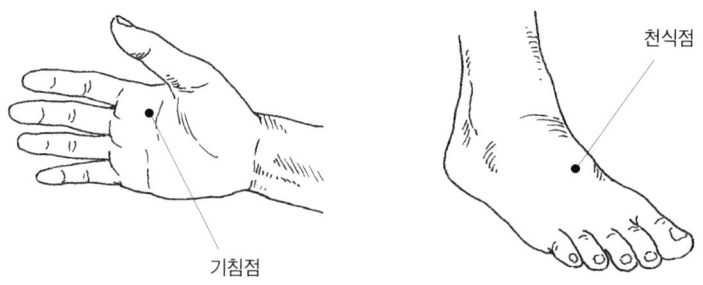

자극

척추를 가운데 두고 4~5㎝ 폭으로 바늘 여러 개를 모아 쥐었다가 떨구는 방식으로 자극하며 내려온다. 살갗에 더운 느낌이 들어야 한다.

흰 겨자 40g, 감수(독성이 있으므로 독을 없애고 써야 한다) 20g, 족두리풀 20g을 가루 내어 병에 넣고 마개를 잘 막아 둔다. 이 가루를 조금 꺼내 생강즙을 넣고 풀처럼 개어 몸 뒤쪽 대추혈, 폐수혈, 가슴의 전중혈, 선기혈, 천돌혈 가운데 두세 개 혈에 완두콩만 하게 붙였다가 30분~1시간 뒤에 뗀다. 붙였던 자리에 더운 느낌, 마비되는 느낌, 아픈 느낌이 있고 살갗이 벌겋게 되며 때로는 물집이 생긴다. 이 방법은 주로 여름철에 한다.

천돌혈, 선기혈, 전중혈을 머리핀처럼 끝이 가늘고 모난 물체로 따끔한 느낌이 들도록 여러 번 자극을 준다.

대추혈, 폐수혈, 전중혈에 향불을 가까이 댔다가 뜨거우면 드는 식으로 대여섯 번 자극한다.

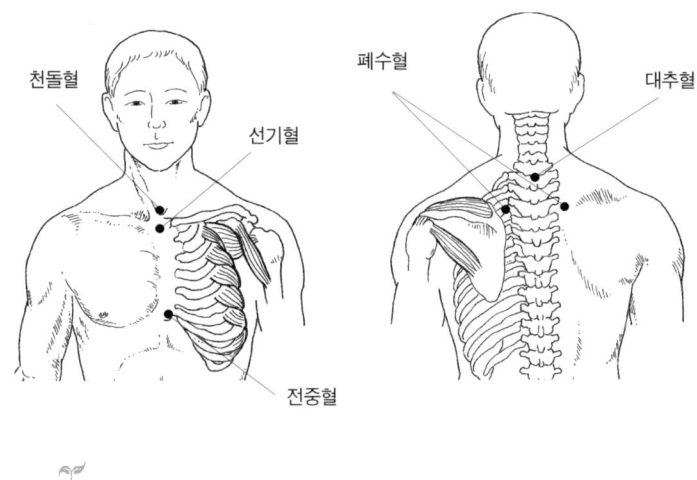

찜질

발작이 일어났을 때 따끈한 물(39~40℃)에 팔다리를 담그고 찜질하면 발작이 멎는다.

보드랍게 가루 낸 겨자를 따끈한 물로 질게 반죽하여 깨끗한 헝겊이나 기름종이(얇은 비닐)에 1cm 두께로 고루 편 다음 가슴과 양쪽 장딴지에 대고 깨끗한 헝겊으로 가볍게 싸매고 30분쯤 있으면 기침이 멎고 숨결이 고르게 된다.

운동

처음에는 천천히 걷다가 조금씩 속도를 빨리하면서 걷는다.

잠자리에 누워 등을 쭉 펴고 깊은숨을 들이마신 다음 아랫배에 힘을 주면서 입을 좁히고 세게 내쉰다. 다음에 손을 갈비뼈 아래 기슭에 대고 숨을 들이쉬면서 손으로 갈비뼈를 가볍게 누른다. 이와 같은 동작을 다섯 번쯤 되풀이한다.

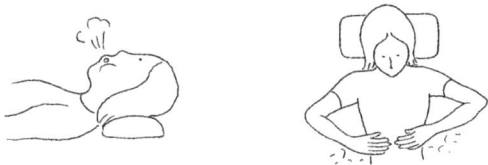

배 근육과 등 근육 운동을 한다. 반듯하게 누운 자세에서 무릎을 굽혀 세우고 머리를 들었다 내렸다 하는 운동을 다섯 번 한다. 그 다음 팔 굽혀 펴기를 다섯 번 한다. 그 다음 일어서서 두 손을 머리에 대고 윗몸을 좌우로 천천히 힘껏 돌리고, 두 손을 머리 위로 비켜 들었다가 팔을 내리면서 손이 땅에 닿게 몸을 앞으로 굽힌다. 이런 운동을 아침저녁으로 두 번씩 한다.

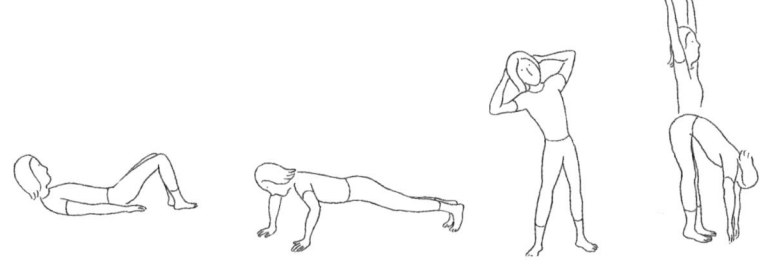

온천

발작이 줄어드는 때에 라돈천이나 브롬천에서 하루에 한 번, 15분쯤 온몸을 담그면 효과 있다.

자연치료

천식에 가장 좋은 치료법이다. 바람직한 조건은 날씨가 따뜻하고 공기는 맑고 찬바람이 불지 않으며, 기압은 낮고 상대 습도가 75% 아래인 날이다. 더운 계절에 발작이 멎으면 밖에 나간다. 처음에는 10~15분쯤 볕을 쬐며 공기를 쐬고, 차츰 시간을 늘려 1시간까지 한다.

헛배가 부를 때

여러 병으로 위나 장 안에 가스가 차서 배가 불러 오는 증상이다. 발효성 소화 불량, 저염산증 위염, 무염산증 위염, 장염일 때에는 위장관에서 세균과 효소의 작용으로 가스가 너무 많이 생겨나기 때문에 헛배가 부르다. 심장병, 저혈압, 간경변증으로 창자에 피가 제대로 돌지 못하거나 장염, 빈혈로 흡수가 제대로 되지 않아도 헛배가 부를 수 있다. 장 협착, 장폐색, 장마비 또는 심한 변비가 있을 때에도 가스가 제대로 나가지 못하여 헛배가 부를 수 있다.

대장에 가스가 차면 대장이 지나는 길을 따라 옆 배가 부르고 가운데 배와 아랫배는 우묵 들어간다. 소장에 가스가 차면 가운데 배와 아랫배가 불러 온다. 헛배가 심하게 부르면 가름막(격막)을 밀어 올려 심장과 폐하엽이 눌리기 때문에 심장이 제구실을 못하여 천식이 생겨날 수 있다.

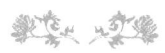

누르기

가슴 쪽 구미혈[77], 중완혈[86], 관원혈[76]을 하나하나 손가락으로 꼭 누르면서 세게 비벼 준다.

중완혈, 합곡혈[46], 족삼리혈[55]을 하나하나 손가락으로 세게 누르면서 비빈다.

자극

발의 내정혈[59]을 머리핀과 같이 끝이 뾰족한 도구로 찌르듯이 돌리면서 여러 번 자극을 준다. 또한 그 자리에 향불을 가까이 댔다 뗐다 하며 열 번 남짓 자극한다. 다리의 족삼리혈, 손의 합곡혈, 배의 중완혈에도 같은 방식으로 자극을 준다.

찜질

소화가 잘 안 되어서 헛배가 부를 때에는 파와 마늘을 2:1 비율로 짓찧어서 따끈하게 데워 배꼽에 대고 하루에 한 번씩 며칠 동안 찜질한다.

배를 박하수(물 1ℓ에 박하유 네댓 방울을 넣은 것)로 찜질하거나 더운물 찜질을 한다.

말린 쥐엄나무 가시를 가루 내어 꿀에 개어서 기름종이에 발라 배꼽에 붙이고 찜질한다.

허리와 엉덩이

앉음뼈 신경통
치질
탈항
허리가 아플 때

앉음뼈 신경통

허리와 엉덩이

허리부터 앉음뼈(좌골) 신경을 따라서 아픈 병이다. 척추 디스크 같은 척추 질병을 앓을 때, 앉음뼈를 다쳤거나 심하게 눌렸거나 병균이 침입했을 때, 비타민이 모자랄 때, 또 허리나 엉덩이를 차게 해도 생길 수 있다.

앉음뼈 신경, 곧 넓적다리 뒤쪽, 정강이 바깥쪽, 발등을 따라서 저리고 쏘는 아픔이 생긴다. 아픔은 다리를 펼 때, 기침 또는 재채기를 할 때, 배에 힘을 줄 때 더 심해진다. 오래 끌면 다리 뒤쪽 감각이 둔해지고 차츰 여위며 걸음을 제대로 못 걷게 된다.

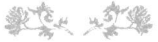

누르기

먼저 앉음뼈 신경통점(손등 쪽 약지와 새끼손가락 뼈가 갈라지는 곳)을 손가락 끝으로 세게 여러 번 누른 다음, 아픈 이를 엎드리게 하고 척추 옆으로 1cm쯤 떨어진 곳(제12등뼈)부터 꼬리뼈까지, 올라

와서 다시 그 옆으로 1㎝ 더 떨어져 제12등뼈에서 꼬리뼈까지 위에서부터 내리누른다.

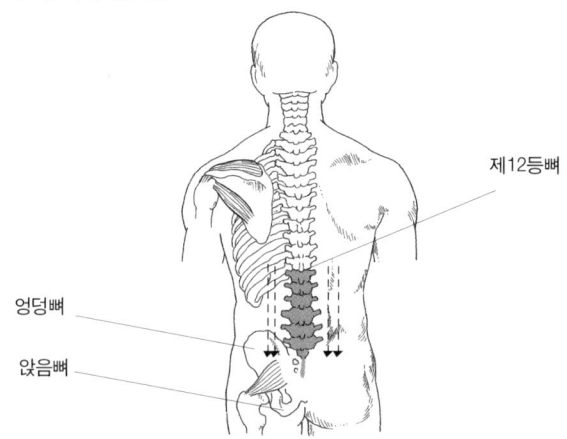

뒤이어 엉덩이 대둔근(살이 가장 많은 곳) 압통점에 두 엄지손가락을 대고 세게 누른 다음 엎드리게 하고 넓적다리 뒤쪽 앉음뼈 신경을 따라 두 엄지손가락을 마주 대고 근육 속까지 자극이 미치도록 세게 세 번쯤 누른다. 그 다음 장딴지에 두 엄지손가락을 마주 대고 뒤축 힘줄(아킬레스건) 언저리까지 세게 눌러 내려간다. 그러고는 뒤축 힘줄을 쥐듯이 주무르고 발바닥 용천혈을 지나 발끝까지 누른다.

끝으로 다리 족삼리혈에 두 엄지손가락을 대고 나머지 손가락은 다리를 잡고 좀 세게 누른 뒤에 다리 안쪽을 눌러 내려간다.

자극

엉덩이 압통점(엉덩이가 갈라지는 곳 꼭대기에서 네 손가락 너비 양옆

언저리를 집게손가락으로 세게 누르면 아픈 곳)과 다리 압통점(다리 한가운데 선에서 약간 바깥으로 넓적다리→오금→발목으로 눌러서 아픈 곳)을 찾는다. 그 순서로 향불을 가까이 댔다가 뜨거우면 든다. 엉덩이 압통점에는 열 번 남짓, 다리 압통점과 앓는 곳에는 일곱 번쯤 자극을 준다.

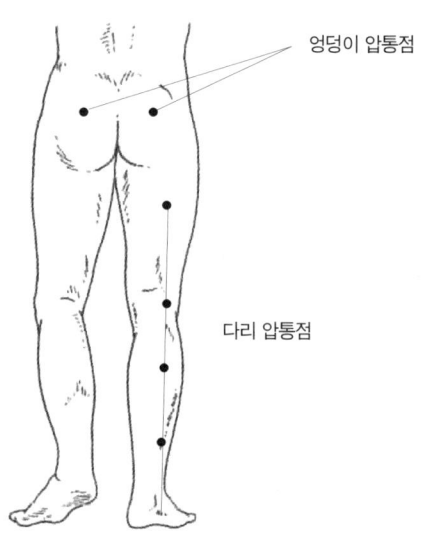

엉덩이 압통점

다리 압통점

발의 임읍혈[66], 금문혈[58], 외관혈[42]을 머리핀으로 힘주어 비벼 누른다.

은박지를 은단 크기로 딴딴하게 비벼서 아픈 곳에 놓고 반창고를 붙인다. 20개 남짓 아픈 곳마다 붙여 두면 세 시간쯤 지나 아픔이 가신다. 또 다른 곳에 아픔이 나타나면 그곳에 옮겨 붙인다. 네댓새 지나면 아픔이 사라진다.

찜질

사시나무 껍질을 잘게 썰어서 물에 넣고 6~8시간 달인 다음 찌꺼기를 짜서 버리고 다시 물엿처럼 졸인다. 이것을 식혀서 기름종이나 헝겊에 발라 아픈 곳에 붙이고 찜질한다. 하루에 두세 번 갈면서 3~5일 하면 아픔이 덜해진다.

따뜻한 보리밥을 헝겊에 싸서 아픈 곳에 붙이고 찜질한다. 하룻밤에 두 번쯤 갈면서 4~7일 하면 아픔이 멎는다.

땀 내기

젖은열 땀 내기를 한다. 온도 45~55℃ 상대 습도 60~90%인 젖은열 땀 내기탕에서 20~30분씩 하루에 한두 번 땀을 낸다. 처음 7일은 날마다 하고, 그 후 하루걸러 한 번씩 7~8분 하고 30분 쉬는 꼴로 두세 번 하되 모두 30분을 넘기지 말아야 한다. 땀 내기탕 바닥에 솔잎이나 잣나무 잎을 5~10㎝ 깔고 그 위에 앉거나 누워도 좋다.

온천

허리뼈(요추) 디스크와 앉음뼈 신경통이 겹친 환자는 라돈천, 염화염천, 황화수소천, 탄산천에서 10~20분씩 하루에 한 번 목욕한다. 그렇게 18~20회 되풀이한다.

모래찜질을 같이 하면 효과가 더 좋고 빠르게 나타난다.

치질

허리와 엉덩이

곧은창자(직장) 정맥이 혹 모양으로 불어나서 항문 둘레로 튀어나오는 병이다. 만성 변비를 앓는 사람, 기침을 심하게 하여 아랫배에 자주 힘을 주는 사람, 변기에 오래 앉아서 항문과 아랫배에 지나치게 힘을 주는 버릇이 있는 사람, 오래 앉아서 일하는 사람에게 잘 생긴다.

수치질과 암치질로 나뉜다. 수치질은 강낭콩만 한 망울이 겉에 보이고 가렵거나 근질근질하다. 더 커지면 터져서 피가 나오는데, 이때 몹시 아프고 기분이 나쁘다. 암치질은 망울이 항문 속 여러 곳에 생기며 똥을 눌 때나 아랫배에 힘을 줄 때에 절로 나오며 터지는 경우가 많다. 뒤가 무지근하고 기분이 나쁘고 아프다.

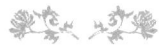

누르기

한쪽 다리로 뜀뛰기를 20~30회 하고, 아픈 이를 완전히 엎드리게 한 다음 항문 가까운 엉덩이를 손가락으로 눌러 가장 아픈 곳을 찾아서 주먹으로 열댓 번쯤 세게 누른다.

자극

가지를 구워서 가루 낸 다음 참기름에 갠다. 이것을 약솜에 묻혀 아픈 곳 언저리에 붙인다.

소금기를 없앤 다시마로 심지를 만들어 항문에 꽂아 둔다.

찜질

납작한 돌이나 기왓장을 따끈하게 데워 깨끗한 헝겊에 싸서 항문에 대고 20~30분씩 찜질한다. 하루에 한두 번 한다.

밤알만 한 약솜 뭉치에 바셀린이나 기름을 바르고 보드라운 용뇌 가루를 묻혀 항문에 절반쯤 들어가게 넣는다. 그러고는 뜨겁게 데운 돌로 밤새 찜질을 하거나 따끈한 아랫목에 30~40분 앉아 있는다. 약솜 뭉치는 하룻밤 지나면 뽑아낸다. 이런 방식으로 이틀이나 사흘 줄곧 찜질한다.

붉나무 벌레집과 약쑥을 같은 양으로 거칠게 가루 내어 지름이 1.5cm 되게 담배처럼 말아 태우면서 그 연기를 항문에 쏘인다.

운동

항문 오므리기 운동을 자주 하면 항문 둘레에 뭉친 피가 잘 돌아 빨리 낫는다.

탈항

허리와 엉덩이

항문이나 곧은창자 끈끈막이 항문 밖으로 빠져나오는 병이다. 항문을 오므리는 근육이 약한 이, 항문이 찢어진 이, 배에서 내리누르는 힘이 너무 강한 이, 만성 변비나 치질을 앓는 이에게 생길 수 있다.

항문이 뻐근하고 무지근하면서 아프며 쉽게 헐고 피가 나온다. 초기에는 항문 끈끈막이 똥을 눌 때만 나왔다가 저절로 들어간다. 그러나 차츰 심해지면서 손으로 밀어 넣어야 들어간다. 더 심해지면 배에 조금 힘을 주거나 일어서기만 해도 나온다.

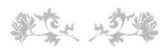

찜질

무 잎을 말려서 달인 물로 항문을 찜질한 다음 참기름이나 다른 기름을 바른다.

소금물을 끓여서 수건에 적시어 항문에 대고 찜질한다.

잘게 썬 담뱃잎을 달여 찌꺼기를 버리고 다시 걸쭉해질 때까지 달인 다음 깨끗한 헝겊에 발라 항문에 대고 찜질한다. 이런 방식으로 10~15일 하면 항문이 들어가며 아픔, 무지근한 느낌이 없어진다.

다른 치료법

생강나무 잎을 약한 불에 데워 즙이 나올 만큼 비벼서 항문에 밀어 넣는다.

다시마를 따뜻한 물에 담갔다가 말랑말랑해지면 두 겹으로 겹쳐서 항문에 밀어 넣는다.

허리가 아플 때

허리와 엉덩이

흔히 허리를 다치거나, 허리 힘줄과 인대가 눌리거나, 등뼈에 병이 생겨도 허리가 아프다. 또한 다른 장기에 병이 들어도 저절로 허리가 아프고, 운동을 하거나 무리해서 물건을 들어 올려도 허리가 갑자기 시큰하면서 아플 수 있다.

날씨가 흐리거나 비가 올 때 아픔이 심해지는 것은 류머티즘이다. 류머티즘에 따른 뼈마디 염증(관절염)은 모든 뼈마디가 붓고 아프고 쑤시고 욱신거린다. 흔히 어느 한 손가락 마디가 아프기 시작해서 손가락 마디 전체로 가고, 팔꿈치까지 퍼진다. 무릎에만 뼈마디 염증이 오기도 한다. 날씨가 바뀌면 아픔은 더하지만 날씨 변화로 아픈 것이 모두 류머티즘은 아니다.

콩팥 질병일 때에는 은근히 아픈 것이 멎지 않는데, 병이 깊어 갈수록 아픔이 더하다. 척추 결핵일 때에는 몸을 움직이면 허리가 더 아프고, 가만히 있으면 덜하다. 허리를 다친 뒤에 꼼짝할 수 없을 만큼 허리가 아프면 척추 뼈가 부러진 것일 수도 있다. 아침에 잠자리에서 일어날 때 몹시 아프다가 낮에 일할 때 좀 덜하고 저녁이면 다시 아픈 것은 척추 변형증일 수 있다.

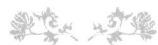

누르기

갑자기 허리를 삐끗한 뒤로 허리가 줄곧 아프면 옆으로 눕히고 등뼈, 허리뼈, 엉덩이뼈 차례로 내려가면서 누른다. 처음에는 손가락에 힘을 조금 주면서 15초씩 세 번 누르고 조금씩 힘을 세게 주면서 거듭 눌러 준다.

갑자기 허리 운동을 지나치게 했거나 허리에 피로가 와서 아플 때, 또 오랫동안 앉았다가 섰을 때 허리가 아프면 허리 쪽 신수혈[104]과 지실혈[110]을 엄지손가락으로 세게 누른다. 또는 발바닥 용천혈 위로 땅에 닿지 않는 곳에 있는 허리 압통점을 손가락 끝 또는 연필 끝으로 1~2분씩 날마다 두세 번 눌러 준다. 또한 액와점을 손가락으로 힘주어 비비면서 눌러 준다.

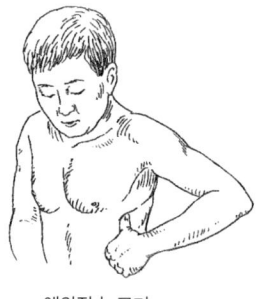

액와점 누르기

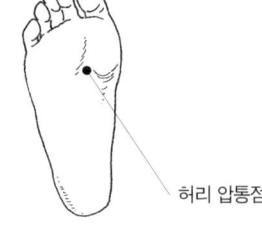

허리 압통점

찜질

콩을 물에 불렸다가 볶은 다음 헝겊에 싸서 아픈 곳에 대고 여러 번 찜질하면 아픔이 가라앉는다.

모래나 감탕을 42~46℃로 데워서 아픈 곳에 대고 찜질하는데 모래는 6~8㎝, 감탕은 2~6㎝ 두께로 덮거나 바르고 30~60분 찜질한다. 이렇게 15~20회 되풀이한다.

여러 까닭으로 허리가 아플 때에는 바꽃 뿌리(한약명은 부자. 독성이 있어서 먹는 약으로 쓸 때에는 반드시 독을 없앤 뒤에 써야 한다.) 한 개와 생강 한 개를 같은 양의 소금과 함께 짓찧은 다음 술을 조금 붓고 볶아서 헝겊에 고루 편다. 이것을 아픈 곳에 대고 찜질하는데 하루에 두세 번 갈아 댄다. 파와 생강을 같은 양으로 짓찧어 밀가루나 옥수수 가루를 섞은 다음 따뜻하게 데워서 아픈 곳에 대고 찜질하는데, 여러 번 갈아 대도 좋다.

허리가 움직일 수 없이 몹시 아프면 마늘을 짓찧어 헝겊에 싸서 아픈 곳에 대고 따끈한 온돌방에 누워 있으면 효과 있다.

허리를 삐끗한 뒤로 줄곧 아프면 쌀겨를 한두 사발 삶아서 물기를 없앤 다음 헝겊 주머니에 넣어 따뜻할 때 아픈 곳에 대고 찜질한다.

허리를 두들겨 맞아서 움직이기 힘들고 아프면 도토리나무 잎을 깨끗이 씻어 짓찧은 다음 아픈 곳에 두툼하게 대고 그 위에 달군 돌이나 따뜻한 모래주머니를 올려놓는다. 또는 도토리나무 껍질을 달인 물에 수건을 적시어 허리에 대고 대여섯 시간씩 4~5회 찜질하면 효과 있다.

　오랫동안 허리가 뻐근하게 아프고 잘 쓰지 못하면 잘 말린 약쑥 잎을 짓찧어 볶아서 헝겊에 골고루 펴고 그 위에 식초를 뿌리면 더운 김이 난다. 이때 그것을 허리에 대고 얇은 비닐로 싸매고 그 위에 담요를 덮는다. 찜질은 아침저녁으로 한두 시간씩 한다.

땀 내기

　온도 80~90℃, 상대 습도 10~15%인 땀 내기탕에서 하루 한 번 또는 하루걸러 한 번씩 10~15분 동안 땀을 낸다. 한 달 하고 열흘 쉬었다가 다시 되풀이하면 효과 있다.

운동

　두 무릎과 넓적다리 뼈마디를 끌어안는 운동을 한다. 아픈 사람을 반듯이 눕히고 다리를 조금 벌린 상태에서 두 무릎과 넓적다리 뼈마디를 끌어다 붙이듯이 힘껏 끌어안게 한다. 이때 무릎이 겨드랑이 밑에 들어갈 만큼 굽히는 것이 좋다.

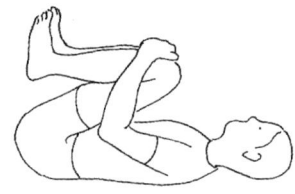

허리를 굽혀 손가락으로 발가락 닿기 운동을 한다. 오른발을 왼발 앞쪽에 엇갈리게 놓고 몸을 조금 앞으로 굽힌다. 이와 함께 오른손 끝이 오른발 엄지발가락에 닿도록 허리를 깊숙이 굽힌다. 이때 오른쪽 무릎은 굽혀도 되지만 왼쪽 무릎은 굽히지 말아야 한다. 두 다리를 바꾸어 가면서 하면 효과 있다.

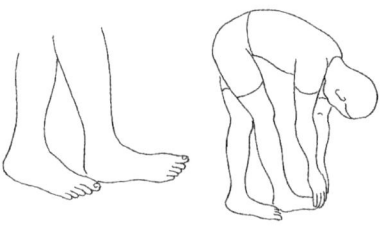

넓적다리를 배에 닿게 하는 운동을 한다. 아픈 사람을 반듯이 눕히고, 치료하는 이가 발목과 무릎을 잡고 들어 넓적다리를 배에 댔다 뗐다 한다. 한쪽 다리 운동이 끝나면 같은 방식으로 다른 쪽 다리 운동을 한다. 환자에게 두 무릎을 붙잡고 구부리게 한 상태에서 넓적다리가 배에 닿도록 슬그머니 눌렀다가 무릎을 펴면서 배에서 넓적다리를 떼게 한다. 그런 다음 넓적다리를 다시 배에 붙여 놓고 좌우로 젖히는 운동을 대여섯 번 한다. 이런 운동을 몇 번 하면 허리가 시큰거리면서 아프던 것이 시원해진다.

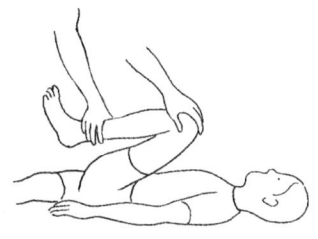

물 맞기

류머티즘에 따른 만성 허리 아픔에는 25℃ 온도에 3m 높이에서 떨어지는 물을 맞는다. 처음에는 다리와 팔에 맞고, 다음에는 등과 허리에 10~20분씩 맞는다.

34~35℃ 온도에 조금 센 물을 아픈 곳에 뿜어 주면서 3~5분 동안 안마를 한다. 이렇게 모두 10~15회 맞는다.

오수유 씨앗이 담긴 주머니를 목욕통에 넣고 끓인다. 그 물을 날마다 한 번씩 몸에 끼얹으면 효과 있다.

다른 치료법

제비꽃 옹근 풀을 짓찧어 종이나 헝겊에 발라서 하루에 서너 번 허리에 붙인다.

잘 마른 약쑥 잎을 짓찧어서 잎자루를 비롯한 굳은 것들을 골라 내고 조금 타도록 볶아 식초를 뿌린 다음 따뜻할 때 아픈 허리에 붙인다.

팔다리와 손발

동상
무좀
발이 무겁거나 화끈거릴 때
발이 찰 때
생인손
손발이 저릴 때
암내
어깨가 아플 때
어깨 뼈마디 둘레 염증
접질림

동상

팔다리와 손발

찬 자극으로 피가 잘 돌지 않는 자리가 변하여 생긴 병이다. 살갗이 약하거나 빈혈증이 있거나 술을 지나치게 마시고 찬 곳에서 잠을 잤을 때에도 생긴다.

얼마나 얼었는지에 따라서 1도에서 4도까지 나눈다. 1도는 언 자리가 벌겋게 붓고 쓰리고 아프며 차츰 감각이 둔해진다. 2도는 언 자리에 물집이 생기고 불그스레한 물이 들어찬다. 며칠 지나면 언 자리가 곪을 수도 있다. 3도는 언 자리가 죽고 푸른 보랏빛으로 변하면서 감각이 없어진다. 4도는 살뿐만 아니라 뼈까지 다친다.

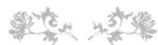

응급 치료

손이나 발이 얼었을 때에는 방 안에서 손이나 발을 미지근한 물에 담갔다가 조금씩 물 온도를 37℃까지 올려 언 곳을 천천히 덥혀 주어야 한다. 이때 갑자기 더운물이나 불에 쪼이지 말며 비비지 말아야 한다. 그런 뒤에 따뜻한 물이나 꿀물을 마신다.

혈액 순환이 잘되어 살갗이 빨갛게 되고 따뜻해지면 동상 연고를 바르고 소독한 붕대나 헝겊으로 싸맨다.

물집이 생겼으면 터뜨리지 말고 병원에서 치료를 받아야 한다.

찜질

나팔꽃 잎을 열매 맺는 계절에 따서 말려 두었다가 달여서 그 물에 언 곳을 따뜻하게 찜질한다.

마른 감 한 개를 얇게 썰어서 술 한 잔에 하룻밤 담갔다가 꺼낸다. 그것을 언 곳에 대고 싸매서 찜질하되 하루 한 번씩 닷새 동안 하면 효과 있다.

하눌타리 열매를 술에 담갔다가 언 곳에 대고 찜질한다.

물에 불린 콩을 물기를 닦고 보드랍게 갈아 언 곳에 2~3㎜ 두께로 바르고 기름종이나 얇은 비닐로 싸매 준다. 하루 두세 번 갈아 붙인다.

무좀

팔다리와 손발

주로 사상균 때문에 생기는 살갗병이다. 발톱에 생기는 조갑 무좀도 있다.

흔히 발바닥, 발 옆 모서리, 손가락 사이, 발가락 사이, 손바닥에 작은 물집 또는 고름집이 생겨난다. 또 땀이 나고 발이 훅 다는 느낌이 있으며 몹시 가렵다. 물집이 터지면 또 다른 곳에 생기면서 자주 도진다.

발가락 사이 무좀은 셋째, 넷째 발가락 사이에 잘 생기며 몹시 가렵다. 가려워서 긁으면 헐거나 터져서 벌겋게 되며 진물이 흐른다.

- 식초를 40℃로 데워 큰 그릇에 담아 놓고, 하루에 한 번 20~30분씩 무좀 난 곳을 담근다.
- 호두 푸른 껍질을 짓찧어 깨끗한 헝겊에 싸서 무좀 난 곳에

꼭 눌러 댄다.
- 버들가지를 잘게 썰어 물에 달인 다음 다시 졸여서 하루에 세 번 아픈 곳을 씻는다.
- 고추나물 옹근 풀을 잘게 썰어 알코올이나 참기름에 절여서 무좀에 7~10일 동안 바른다.
- 봉선화 꽃과 줄기, 잎을 짓찧어 즙을 짜서 무좀 있는 곳에 바른다.
- 쇠비름 옹근 풀 120~180g을 깨끗이 씻어서 잘 짓찧고, 거기에 물 1~1.5 l 를 넣고 달인다. 달인 물이 40℃쯤으로 식으면 무좀 난 곳을 담그고 하루 2~4회 씻는다.
- 미나리를 깨끗이 씻어서 짓찧은 데에다 식초를 조금 넣고 잘 섞어 무좀이 생긴 곳에 바른다. 물기가 마르면 새것으로 갈아 붙인다.
- 거멓게 구워 낸 무 오가리(길쭉하게 썰어서 쪼글쪼글하게 말린 것)를 가루 내서 참기름에 개어 무좀에 바른다.
- 갖풀(아교)을 연하게 녹여 잠자기 전에 붓끝으로 무좀이 있는 곳에 바른다.
- 소루쟁이 뿌리를 날것으로 짓찧어 즙을 짜서 아픈 곳에 바른다.

발이 무겁거나 화끈거릴 때

팔다리와 손발

마치 납으로 만든 신을 신은 것처럼 발이 무거워 걸을 수 없을 때가 있다. 이것은 발이 피로해서 생기는 증상이다. 또 발이 화끈 달아 겨울에도 이불 밖으로 발을 내놓고 잘 때가 있다. 이것은 발 지각 신경에 탈이 나서 실제로는 그렇지 않은데도 뜨거움을 느끼는 것이다.

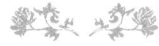

자극

발이 무거워 잘 걸을 수 없을 때 다리 족삼리혈에 향불로 대여섯 번 자극한다.

발이 화끈 달아오를 때에는 발 옆면 바깥쪽에 튀어나온 뼈 아래로 발바닥과 발등 살갗이 나뉘는 곳에 향불로 대여섯 번 자극을 준다. 족삼리혈도 똑같이 자극해 주는 것이 좋다.

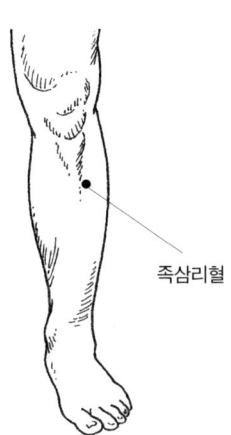
족삼리혈

발이 찰 때

팔다리와 손발

무더운 여름날에도 발이나 발바닥이 차서 양말을 껴 신어도 효과가 없고, 겨울에는 얼음처럼 차서 밤새도록 괴롭고 잠을 못 잘 때가 있다.

이것은 발 지각 신경에 탈이 생겨 잘못된 차가움을 느끼는 것으로, 피가 잘 돌지 않고 발에 피가 몰려 생긴다.

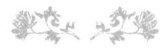

자극

발바닥 용천혈64에 향불을 가까이 댔다가 뜨거우면 드는 방식으로 여러 번 자극한다.

다리 족삼리혈55도 마찬가지로 대여섯 번 자극한다.

생인손

팔다리와 손발

손톱 발톱 밑이 곪아서 고름이 나오는 염증이다. 가시나 바늘에 찔린 자리나 작은 상처로 곪게 만드는 균이 들어가서 생긴다.

처음에는 손톱 발톱 밑이 붓고 화끈 달면서 조금씩 쿡쿡 쏘고 몸살이 난다. 심하면 곪는다.

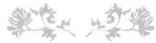

찜질

60~75% 알코올에 적신 솜을 아픈 손가락에 대고 얇은 비닐로 두세 시간 싸매 둔다. 하루에 두세 번 갈아 붙인다.

쇠비름 120~180g을 깨끗이 씻어 잘 짓찧고, 물 1~1.5 l 를 넣고 끓여서 40℃가 되게 식힌 다음 여기에 아픈 손가락을 20~60분씩 하루 2~4회 담근다.

파를 짓찧어 아픈 손가락에 두툼하게 붙이고 싸매 둔다. 하루 두세 번 갈아 준다.

고추장을 아픈 곳에 두툼하게 붙이고 기름종이나 얇은 비닐로 싸매 두었다가 하룻밤 지나서 뗀다.

다른 치료법

가지 꽃을 거멓게 구워서 참기름에 개어 아픈 곳에 붙인다.

달걀에 손가락이 들어갈 만큼 구멍을 뚫고 흰자위를 조금 쏟아 낸 뒤에 식초를 20ml쯤 넣고 그 안에 앓는 손가락을 한 시간 담가 둔다. 하루 두 번쯤 하되, 할 때마다 식초를 갈아 넣는다. 식초가 없을 때에는 손가락을 달걀 속에 두 시간 동안 담가 둔다. 이렇게 하면 열이 없어지고 아픔도 멎는다. 두 시간이 지나서 한 번 더 새 달걀을 쓰면 좋다.

파 껍질을 벗겨 진이 있는 쪽이 아픈 손가락에 닿게 붙인다.

손발이 저릴 때

손이나 발이 저려 참기 어려운 증상이다. 주로 저혈압 증세가 있을 때, 말초 신경이 제구실을 못할 때, 그리고 뇌 속 혈관에 굳은 피(뇌혈전)가 생겼을 때 일어난다.

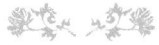

자극

주먹을 쥘 때 새끼손가락 옆에 바깥으로 튀어나온 주름진 곳, 곧 후계혈에 향불을 가까이 댔다가 뜨거우면 드는 방법을 대여섯 번 되풀이한다.

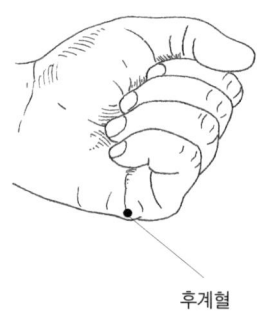

후계혈

다른 치료법

손톱이나 발톱 뿌리 옆으로 2㎜ 떨어진 곳을 소독한 바늘로 1~2㎜ 찔러 피를 한두 방울 낸다. 피가 잘 나오지 않으면 눌러서 짜 낸다.

암내

팔다리와 손발

겨드랑이 땀샘이 너무 두드러지게 구실하여 땀이 많이 나오고 나쁜 냄새를 풍기는 병이다. 흔히 부모에게서 대물림된다.

겨드랑이에서 땀이 많이 나면서 노린내가 난다.

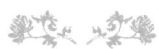

- 호두 살을 짓찧어 겨드랑이에 문질러 바른다.
- 생강을 짓찧어 즙을 내어 겨드랑이에 자주 문질러 준다.
- 도꼬마리 잎을 썰어서 진하게 달여 겨드랑이를 씻는다.
- 식초를 약솜에 적시어 겨드랑이를 자주 문질러 준다.
- 두부를 얇게 저미어 겨드랑이에 끼운다.
- 질척한 분을 진하게 바르거나 생강즙을 조금 섞어 바른다.

어깨가 아플 때

팔다리와 손발

어깨 뼈마디나 척추나 목에 병이 들어 팔 위쪽을 잘 움직이지 못하고 아픈 증상이다. '오십견'이라고도 한다. 흔히 마흔 살이 넘어서 나타나며, 피가 잘 돌지 못할 때, 물질대사가 잘 안 될 때, 어깨 뼈마디 둘레 물렁한 조직에 만성 염증 또는 노인성 퇴행 증상이 생겨 제구실을 못할 때, 어깨를 다쳤을 때, 종양을 앓을 때, 척추를 다쳤을 때 나타난다.

어깨가 몹시 불쾌하고 무겁게 누르는 느낌, 또는 뻐근한 느낌이 들고, 팔을 들거나 뒤로 돌리기 힘들다. 밤이 되면 더 아프다. 오래 앓으면 어깨 모양이 변할 수도 있다.

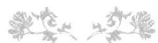

누르기

어깨에 있는 견정혈[92], 견우혈[28], 그리고 근육이 굳어져 팽팽해진 곳을 찾아 손가락으로 세게 누르거나 비벼 준다.

찜질

더운물에 수건을 적시어 아픈 곳에 대거나, 뜨겁게 데운 돌을 헝겊이나 수건에 싸서 아픈 곳에 대고 찜질한다. 10~15분씩 하루 두세 번 한다.

모래나 감탕을 40~50℃로 데워 주머니에 넣고, 아픈 곳에 대고 찜질한다. 하루에 한 번씩 10~15분쯤 12~13회 되풀이한다.

짓찧은 솔잎을 쪄서 아픈 곳에 대거나, 짓찧은 겨우살이에 식초를 섞은 다음 데워서 아픈 곳에 대고 찜질한다. 10~15분씩 아픔이 가실 때까지 한다.

토란 두세 개를 불에 조금 구워서 껍질을 벗긴 다음 달걀 흰자위 한 개와 생강 한 쪽을 넣고 함께 짓찧는다. 거기에 그 절반만큼 밀가루를 넣고 풀처럼 개어 깨끗한 헝겊에 얇게 펴서 아픈 곳에 붙이기를 하루 한두 번 한다.

땀 내기

온도 80~90℃, 상대 습도 10~15%인 땀 내기탕에서 날마다 또는 하루걸러 한 번씩 땀 내기를 10~15분쯤 한다. 그렇게 10~15회를 한다.

물 맞기

34~35℃ 물을 몸이 견딜 만큼 센 압력으로 어깨에 내리 뿜어 준다. 3~5분씩 하루 5~10회 한다.

온천

광물질이 거의 섞이지 않은 규토천(37~38℃)에서 하루 한 번씩 목욕을 한다. 한 번 목욕하는 시간은 10~15분이 좋다.

다른 치료법

마늘 두 톨을 껍질을 벗겨서 짓찧고, 생강을 같은 양으로 갈아서 섞는다. 이것을 밀가루와 함께 반죽하여 종이나 헝겊에 바른 다음 아픈 곳에 붙인다.

매실 살을 잘 짓찧어서 밀가루와 반죽하여 아픈 곳에 붙이기도 한다.

어깨 뼈마디 둘레 염증

팔다리와 손발

어깨 뼈마디를 둘러싼 조직에 별다른 염증도 없고 멀쩡한데 어깨가 아프면서 제구실을 못하는 병이다. 어깨를 다쳤거나, 물질대사가 안 되거나, 세균이 옮았거나, 중독됐거나, 내분비계에 탈이 생겼거나, 병이 나아지는 때거나, 체질이나 직업 때문에도 생길 수 있다.

급성 환자는 어깨가 몹시 아프다가 목이나 팔로 옮겨 간다. 밤에나 뼈마디를 움직일 때에 더 아프다. 앓는 이는 흔히 머리를 아픈 쪽으로 기울이고 아픈 어깨를 조금 쳐들어 겨드랑이 쪽으로 붙인다.

어깨 꼭대기 아래, 삼각근 아래, 승모근 아래에 압통점이 있다.

다음 치료법은 급성인 때가 지난 다음에 쓴다.

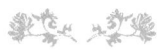

찜질

뼈마디 조직이 몹시 줄어든 때에는 44~46℃ 모래로 20분 동안 찜질한 뒤에 운동 치료를 한다.

급성에서 만성으로 넘어가는 때에는 40~42℃로 데운 감탕으로 15~20분 동안 하루걸러 한 번 찜질한다.

만성일 때에는 감탕을 42~44℃로 데워 아픈 곳에 바르고 20~30분 동안 날마다 또는 하루걸러 한 번 찜질한다.

어깨 뼈마디에 42~44℃로 데운 감탕을 바르고 깨끗한 헝겊을 덮은 뒤에 움직이면서 초음파를 쪼인다.

운동

처음에는 뼈마디를 굽혔다 폈다 하는 운동을 하다가 차츰 뼈마디를 돌리면서 운동하고, 나중에는 무게를 실어 돌리는 운동을 한다. 아프다고 해서 운동 치료를 하지 않으면 뼈마디가 오그라들 수 있다.

물 맞기

39~41℃ 물을 어깨 뼈마디 둘레에 15~20분 동안 맞는다.
몸을 물에 담근 채 견딜 만한 압력으로 물줄기를 맞는다.

온천

39~41℃ 유황천, 라돈천, 염화염천, 단순천에서 목욕을 하면서 가벼운 운동을 한다.

뼈마디가 몹시 아플 때에는 40~43℃ 온천수가 좋다.

여러 치료법 함께 쓰기

몹시 아플 때에는 37~39℃ 물에서 목욕을 하고 38~40℃로 데운 감탕으로 아픈 곳에 감탕 찜질을 한다.

아픔은 없으나 뼈마디가 제구실을 못할 때에는 앓는 곳에 모래 찜질, 온천, 운동을 같이 한다. 감탕 찜질을 한 다음 한두 시간쯤 지나서 운동과 안마를 같이 하면 효과가 크다.

39~40℃ 온천을 하면서 물속에서 압력이 센 물줄기를 맞는다.

접질림

팔다리와 손발

뼈는 잘못되지 않았으나 뼈마디 둘레에 있는 부드러운 조직, 그 가운데서도 힘줄이 다친 것이다. 발을 헛디뎠을 때, 손목이 비틀렸을 때 생긴다.

접질린 뼈마디가 붓고 아프며 때로 살갗 밑에 울혈이 나타나고 발목이나 손목을 잘 움직이지 못한다. 시간이 지나면 시큰시큰하면서 걷기 힘들다.

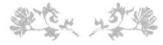

찜질

접질린 곳에 처음 이틀이나 사흘은 찬물 찜질을 하고 다음부터 며칠 동안 더운물 찜질을 한다.

생강과 겨자를 섞어 짓찧어서 헝겊에 발라 다친 곳에 대고 찜질한다. 마르면 다시 물을 뿌리고 짓찧어서 붙인다. 겨자만 가지고도 찜질한다. 겨자를 가루 내어 녹말풀을 바른 종이에 고루 뿌려서 아픈 곳에 대고 30~40분 동안 찜질한다.

솜이나 깨끗한 헝겊을 식초에 적셔서 다친 곳에 대고 찜질한다. 마르면 갈아 붙인다. 특히 식초 찜질은 얻어맞아 붓고 피멍이 든 데에 효과 있다.

복숭아 잎을 짓찧고 식초를 섞어 아픈 곳에 대고 찜질한다.

잘게 썬 갯버들 한 줌에 물 360㎖를 넣고 절반이 되도록 달인 뒤 찌꺼기를 버리고 그 물에 수건을 적시어 다친 곳에 대고 찜질한다. 마르면 또 적시어 찜질한다.

토란과 생강을 강판에 갈아 헝겊에 싸서 다친 곳에 대고 찜질한다. 생강 양은 토란의 절반을 쓴다.

밀가루를 식초에 개어 아픈 곳에 붙이고 찜질하면 피멍이 삭고 붓기가 잘 내린다.

신선한 부추 한 줌을 짓찧어 다친 곳에 두텁게 붙이고 그 위에 기름종이를 덮고 붕대로 붙여 둔다. 하루 2~4회씩 이틀 동안 붙이면 아픔이 멎는다.

무 잎을 푹 삶아서 헝겊이나 깨끗한 천에 싸서 아픈 곳에 대고 찜질한다.

딱총나무 잎을 짓찧어 아픈 곳에 두텁게 바르고 붙여 둔다.

거멓게 태운 황벽나무 껍질이나 복숭아나무 껍질 또는 나귀나무 껍질을 가루 낸 데다 밀가루를 섞어 달걀 흰자위에 개어 다친 곳에 바른다.

붉나무 벌레집을 보드랍게 가루 내어 식초를 알맞게 넣고 개어서 조금 놓아두면 밤색 고약이 되는데 이것을 항아리에 넣어 두고 쓴다. 쓸 때마다 기름종이에 2~3㎜ 두께로 발라서 아픈 곳에 대고 붕대를 감는다. 이틀이나 사흘에 한 번씩 약을 갈아 붙인다.

대황과 치자를 찧어서 붓고 아픈 곳에 붙이고 싸매 놓는다.

밥 한 주걱과 굵은 소금 한 숟가락을 섞어 손으로 으깨어 아픈 곳에 골고루 두툼하게 바른 다음 싸매고 자면 붓기가 내린다.

온몸

경련이 일어날 때
냉병
열이 날 때
타박상 및 후유증

경련이 일어날 때

온몸

　여러 까닭으로 온몸 근육이 갑자기 오그라드는 병이다. '풍' 또는 '경풍'이라고도 한다. 신경이 많이 쇠약해져서 손발이 몹시 차고 저릴 때, 뇌에서 피가 잘 돌지 못하여 산소나 당분이 모자랄 때, 피 성분이 바뀌었을 때, 고열이 날 때, 마음에 큰 충격을 받았을 때, 젖먹이가 급성 설사나 대장염을 앓거나 폐렴, 뇌막염이 심할 때에 주로 나타난다.
　뇌를 겉에서 다쳤을 때, 뇌빈혈일 때, 일사병일 때, 질식이 되었을 때도 온몸에서 경련이 일어난다. 급성 열성 질병일 때에는 고열과 경련이 함께 일어난다. 신경과민증 환자들은 갑자기 놀라거나 화를 낼 때 손발이 차고 저리고 경련이 나는 때가 있다. 갑자기 찬 음식을 많이 먹었을 때에는 위경련이 있을 수 있다.

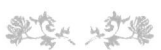

누르기

가벼운 빈혈이나 질식, 정신 충격으로 약한 경련이 일어날 때에는 손발과 팔다리를 세게 주물러 준다.

경련이 심할 때에는 코밑 인중혈이나 정수리 백회혈을 엄지손가락으로 세게 누르면서 비벼 준다. 만일 경련이 풀리지 않으면 두 눈썹 사이 인당혈과 손바닥 노궁혈[35]을 손가락으로 세게 누르면서 비벼 준다.

고열과 함께 경련이 일어나면 진정점을 손가락 끝으로 세게 눌러 주거나, 가운뎃손가락의 중충혈[45]을 손가락 끝으로 세게 누르면서 비벼 준다.

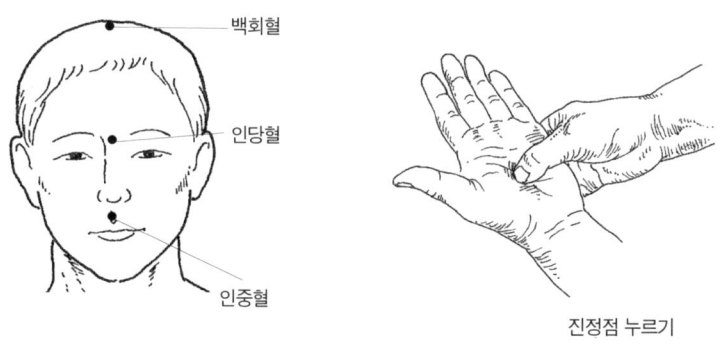

진정점 누르기

찜질

고열이나 일사병으로 경련이 나면 머리나 겨드랑이를 찬물이나 차가운 돌로 찜질한다.

빈혈이나 정신 충격으로 경련이 나면 더운물로 손발을 씻는다. 발을 더운물에 5~10분 담가도 좋다.

위경련이 일어나면 몸을 따뜻하게 하고 더운물로 손발을 여러 번 씻는다. 또는 소금을 많이 넣고 끓인 물을 목욕통에 붓고 따끈하게 몸을 담그고 찜질한다.

냉병

온몸

자율 신경이 고루 제구실을 못하여 혈관 운동 신경이 알맞게 움직이지 못하는 병이다.

손발이 차고 아랫배가 싸늘하면서 아프다. 또한 대하(이슬)가 많고 월경이 고르지 못하며 소화가 잘 안 된다.

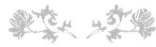

누르기

두 엄지손가락을 넓적다리 뒤 한복판에 겹쳐 대고 곧추세워 15초씩 3~5회 누른다.

배꼽 가운데로부터 3치 아래에 있는 관원혈[76]에 엄지손가락을 대고 곧추세워 15초씩 3~5회 누른다.

찜질

꽃 피기 전에 쑥 잎을 뜯어 헝겊에 고루 펴서 아랫배에 대고 그 위에 뜨겁게 데운 돌을 올려놓고 찜질한다.

말린 고추를 부스러뜨린 데에다 밀가루를 그 다섯 배쯤 섞어 식초로 반죽한다. 이것을 여러 겹으로 된 헝겊에 발라서 가장 찬 느낌이 있는 곳에 대고 찜질한다.

여러 가지 떨기나무(관목)를 태워서 만든 재로 찜질한다. 떨기나무 태운 재를 식초에 개어 깨끗한 헝겊에 바른 다음 아랫배에 대고 찜질한다.

솔잎으로 찜질을 한다. 신선한 솔잎을 잘게 썰어 헝겊 주머니에 넣어서 뜨겁게 데운 다음 아랫배에 대고 문지르되 이틀이나 사흘에 한 번씩 한다.

약물

구절초를 솥에 넣고 우려낸 뒤 그 물을 졸이고 졸여서 엿처럼 만든다. 이때 밤, 대추, 생강 따위를 넣어도 좋다. 이것을 오래 먹으면 몸이 따뜻해진다.

열이 날 때

온몸

여러 까닭으로 몸이 정상 체온(36.2~36.8℃)보다 높아진 것이다. 38℃까지 올라가면 미열이고, 38℃를 넘으면 고열이다. 미열은 결핵, 만성 편도염, 위염, 위와 십이지장 궤양, 빈혈 때문에 날 수 있고, 고열은 폐렴, 급성 편도염, 패혈증, 신우염, 일본 뇌염, 감기, 급성 충수염, 급성 심낭염, 방광염, 중이염, 류머티즘, 적리를 비롯한 전염성 질병 때문에 날 수 있다.

폐렴이나 일본 뇌염은 처음부터 줄곧 고열이 난다. 가슴막염(늑막염)이나 장티푸스는 열이 날마다 조금씩 높아진다. 패혈증은 열이 저녁에는 높고 아침에는 낮아지는 꼴로 올랐다 내렸다 한다. 감기나 급성 편도염, 방광염, 중이염은 병이 얼마나 깊은가에 따라, 또 앓는 이에 따라 열이 나는 정도가 다르다. 만성 질병은 보통 미열이 나는데, 특히 폐결핵은 오후에 미열이 난다. 열이 나면 머리는 차게 하고 몸은 따뜻하게 하면서 쉬어야 한다.

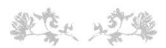

누르기

등의 대추혈과 신주혈, 손의 합곡혈을 차례로 손가락으로 누르면서 비벼 준다.

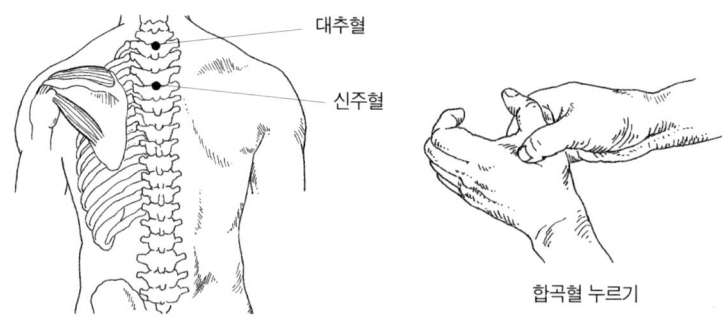

자극

열 내림점(집게손가락과 가운뎃손가락 사이, 손바닥과 손등의 살갗이 나뉘는 곳)을 성냥개비나 볼펜 끝으로 세게 자극한다. 또는 향불을 가까이 대면서 자극한다.

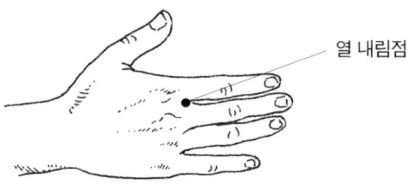

찜질

줄곧 고열이 나면 얼음찜질을 한다. 얼음을 고무나 비닐주머니에 넣어 머리에 댄다. 또는 수건을 찬물에 적시어 머리에 댄다.

소금이나 솔잎을 깨끗한 천이나 헝겊에 싸서 이마에 댄다.

토란을 강판에 간 뒤에 소금을 조금 넣고 밀가루를 섞어 묽게 반죽한다. 이것을 종이에 발라서 발바닥 한가운데에 하루 서너 번 붙인다.

타박상 및 후유증

온몸

무언가에 맞았을 때 살갗이 다치지 않았더라도 살갗 밑 조직과 근육과 몸속 장기들이 다치는 수가 있다. 그러면 살갗 밑으로 피가 나면서, 다친 곳이 검붉은 색이나 푸른색을 띠게 된다. 갑자기 열이 날 때도 있지만 이런 열은 금방 내린다. 심하게 두들겨 맞았을 때에는 상처가 생기고 뼈가 부러지기도 한다.

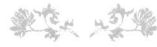

응급 치료

뇌를 얻어맞았을 때에는 24~28시간 쉬는 것이 중요하다. 더욱이 얼마 동안 의식을 잃었거나 얼굴이 파랗게 질렸을 때에는 단순한 뇌진탕이라 하더라도 적어도 이틀, 되도록이면 일주일쯤 쉬는 것이 안전하다. 그리고 의사에게 진찰을 받아야 한다.

뇌를 심하게 다쳐서 뇌 조직이 뭉그러지고 머릿속에서 핏줄이 터졌거나 머리뼈가 부러진 것 같으면 서둘러 병원에 가야 한다. 다친 이를 옮길 때에는 머리를 옆으로 돌리게 해서 숨길부터 열어 주고, 머리가 흔들리지 않게 옮긴다. 또한 머리 쪽은 좀 높이 두게 하고 머리에 찬물을 적신 수건이나 얼음주머니를 대 주되 몸은 따뜻하게 해 주어야 한다.

얼굴을 얻어맞아 피가 나면 깨끗한 헝겊으로 상처를 눌러 피를 멈추게 한다. 아래턱뼈가 빠졌거나 부러졌으면 아픈 이 입속에 손을 넣어 뼈를 맞추고 턱을 수건이나 보자기로 싸매 움직이지 않게 한다. 혀를 깨물어 피를 많이 흘리면 손가락에 깨끗한 헝겊을 감아서 피 나는 곳을 눌러 준다.

가슴을 심하게 맞았을 때에는 아픈 이에게 말을 시키지 말고 기침도 참게 하며 가슴에 차가운 수건을 대 준다. 피를 토하면 모로 눕혀서 숨길부터 열어 준다. 빗장뼈(쇄골)가 부러졌으면 팔을 드리우게 하고 팔이 움직이지 않도록 붕대로 단단히 싸맨다. 갈비뼈가 부러졌을 때에는 다친 곳에 수건 같은 것을 대고 붕대나 띠로 움직이지 않게 싸맨다.

외상으로 가슴벽이 뚫려서 공기가 드나들 때에는 곧바로 깨끗한 헝겊을 여러 겹 대고 눌러서 구멍을 막아야 한다. 숨이 차면 윗몸을 조금 높이고 머리를 뒤로 제쳐 숨쉬기 편한 자세(반좌위)를 해 준다.

배를 심하게 맞았을 때에는 반듯이 눕히되 무릎을 구부리고 머리를 낮춰 배의 긴장을 늦추어 준다. 만일 게우면 숨길이 막히지 않게 머리를 모로 돌려 주어야 한다. 갈증으로 물을 찾더라도 물을 주어서는 안 된다. 다친 곳에서 피가 나면 깨끗한 헝겊을 대고 압박 붕대를 하며, 배벽이 뚫려서 내장이 밖으로 나왔을 때에는 밖으로 나온 내장을 밀어 넣으려 하지 말고 소금물에 푹 적신 큰 수건을 덮어서 병원에 데려가야 한다. 다친 이를 옮길 때에는 되도록 흔들리지 않게 하고 배가 아프다고 하더라도 찜질을 해서는 안 된다.

목등뼈가 부러진 것 같으면 머리 양쪽에 담요를 돌돌 감아 움직이지 않게 붙들어 맨 뒤에 판자처럼 단단한 곳에 눕혀서 움직임이 없게 옮겨야 한다.

허리뼈가 부러진 것 같으면 환자를 옮기는 데 무엇보다 주의해야 한다. 몸 전체가 수평이 되게 하고 한 사람은 머리와 목을 받치고, 또 한 사람은 등과 허리를 받치고, 다른 한 사람은 다리를 받쳐 든다. 세 사람이 움직임을 맞추어야 한다.

이 밖에 심하게 맞아서 의식을 잃었을 때에는 혀가 숨길을 막지 않도록 머리를 뒤로 젖혀 주거나 혀를 헝겊으로 감아 싸서 당겨 주며 숨 또는 심장이 멎었을 때에는 인공호흡과 심장 마사지를 힘껏 해 주어야 한다.

찜질

처음에는 다친 곳을 얼음찜질이나 찬물 찜질 하고 이틀이나 사흘 지나서 더운물 찜질을 한다. 찬물 찜질을 하면 피를 멎게 하고 염증을 막을 수 있다. 더운물 찜질은 피가 잘 돌게 하여 붓기를 빨리 내리게 한다.

생강과 겨자를 같은 양으로 섞어 짓찧어 헝겊에 발라 다친 곳에 대고 찜질한다. 마르면 갈아 붙인다.

신선한 오갈피나무 껍질을 짓찧어 피멍이 든 곳에 대고 찜질하면 아픔이 멎는다.

끼무릇(반하)을 가루 내서 물에 개어 다친 곳에 붙이면 피멍이 하루 사이에 없어진다.

솔잎을 짓찧어 다친 곳에 대고 싸매면 붓기가 금방 내리고 아픔이 멎는다.

잇꽃 1g을 40% 알코올 100ml에 넣고 우린 데에다 약솜을 적시어 아픈 곳에 대고 찜질하면 어혈이 금방 없어진다.

신선한 부추 한 줌을 짓찧어 다친 곳에 두툼하게 붙이고 즙이 스며 나오지 않게 얇은 비닐이나 기름종이를 덮은 뒤 붕대로 감는다. 하루에 2~4회 갈아 붙이기를 이틀쯤 하면 아픔이 멎는다.

복숭아나무 잎을 짓찧어 식초에 개어서 아픈 곳에 대고 찜질하면 어혈이 빨리 삭는다.

무 잎을 푹 삶아서 깨끗한 헝겊에 싸서 아픈 곳에 대고 찜질하면 어혈이 없어지고 아픔이 멎는다.

딱총나무 줄기와 잎을 잘게 썰고 거기에 우엉 뿌리를 섞어 달인 물로 10분씩 하루 두 번쯤 다친 곳을 담그고 찜질한다.

가위톱(가회톱) 뿌리 두 개에 소금을 조금 넣고 짓찧어 아픈 곳에 대고 찜질하면 3~4일 사이에 붓기가 내리고 아픔이 멎는다.

갯버들 가지를 잘게 썰어서 한 줌을 물 360ml에 넣고 절반으로 졸인 다음 그 물에 수건을 적시어 다친 곳에 대고 찜질한다. 마르면 다시 적시어 찜질한다.

큼직한 생강 한 뿌리를 칼로 다지거나 절구에 짓찧어 즙을 조금 짜서 버리고 소금을 알맞게 섞어서 다친 곳에 넓고 두툼하게 붙인 다음 그 위에 기름종이를 대고 붕대를 감는다.

치자를 가루 낸 데에다 밀가루나 두부를 섞고 개어 다친 곳에 붙인다.

황벽나무 껍질을 가루 내거나 태운 재에 치자나무 열매 가루를 1/10 섞은 다음 밀가루와 식초를 조금 넣고 물로 개어서 얻어맞은 곳에 두텁게 바르고 기름종이나 얇은 비닐을 덮어서 붙여 둔다.

밀가루를 식초에 개어 아픈 곳에 붙이고 기름종이로 덮어 둔다.

토란을 갈아 즙을 내고 생강을 토란 절반만큼 갈아 즙을 내어 섞어서 다친 곳에 바른다.

살갗

가려움증
농가진
두드러기
뾰루지 및 뾰루지 몰림
사마귀
살갗 트기
습진
신경성 피부염
티눈
화상

가려움증

살갗

여러 까닭으로 살갗이 가렵고 벌레가 기어가는 것과 같은 이상한 느낌을 받는 증상이다. 물질대사가 잘되지 않거나 장기에 탈이 생겼을 때, 내장에 기생충이 있을 때, 음식이나 약이 자극을 일으킬 때, 중추 신경이 제구실을 못할 때 생긴다.

특별한 증상 없이 살갗이 가렵고, 긁으면 껍질이 벗겨져 딱지가 생긴다.

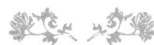

감탕

감탕을 42~44℃로 데워 가려운 곳을 20~30분씩 찜질한다. 하루걸러 한 번 한다.

온천

첫 이틀에서 사흘 동안은 38~39℃ 유황천, 염화염천, 라돈천, 단순천에서 10~15분 목욕을 한다. 그리고 차츰 온도를 39~40℃로 올리고 20분까지 늘려 하루에 한 번 목욕을 한다.

두텁고 단단하고 거친 잔주름이 퍼졌을 때에는 41~42℃ 온천에서 20~25분 동안 앓는 곳을 담갔다가 빼기를 되풀이한다.

자연치료

기온이 25℃가 넘을 때 햇빛 쪼이기를 한다. 차츰 기온이 낮은 시간을 골라 하루에 한 번씩 10~20회를 한다. 바닷가에서 해수욕과 햇빛 쪼이기를 함께 하면 좋다.

약물

도꼬마리와 뱀도랏(사상자)을 같은 양으로 달여서 씻으면 가려움증이 가라앉고, 그 물을 마시면 효과 있다.

여러 치료법 함께 쓰기

38~39℃ 유황천이나 염화염천에서 목욕을 하면서 해수욕을 아울러 한다.

농가진

살갗

 화농균 때문에 생기는 살갗병으로, 고름이 생겼다가 딱지가 앉는다. 주로 화농균이 살갗에 옮아 들어가서 생기며, 어린이들한테 많다.

 병이 빠르게 나빠지고 옮는 힘이 세다. 처음에는 콩알만 한 맑은 물집이 얼굴, 목, 머리, 손바닥, 팔, 정강이에 생긴다. 물집은 차츰 노랗게 곪아서 진 고름집이 되고, 터져서 고름이 흘러나와 다른 곳에 퍼뜨린다. 별로 아프지는 않고 조금 가렵다.

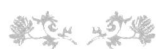

- 도꼬마리 옹근 풀을 진하게 달인 물로 아픈 곳을 여러 번 씻어 주거나 깨끗한 헝겊에 적시어 대고 찜질한다.
- 범의귀(호이초) 잎을 깨끗하게 씻어 물기를 없애고 헝겊에 문질러 즙을 낸 데에다 분가루를 섞어 앓는 곳에 2~3회 바른다.
- 신선한 다래나무 뿌리껍질을 짓찧어 아픈 곳에 붙인다.

두드러기

살갗

갑자기 몸이 가렵고 살갗에 여러 크기로 발진이 돋는 알레르기성 살갗병이다. 고기, 물고기, 우유, 달걀, 조개류, 파, 미생물, 기생충, 벌레, 짐승 털, 화학 물질, 약품류, 꽃가루, 먼지가 두드러기를 일으킨다. 찬바람이나 찬물 자극으로 생길 수도 있다.

갑자기 가렵고 뜨거운 느낌이 든다. 대부분 몇 분 또는 몇 시간 지나서 흔적 없이 사라지지만 때로는 며칠, 몇 달씩 이어지기도 한다.

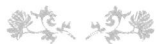

누르기

제10, 11등뼈 사이에서 양쪽으로 1.5㎝ 나간 곳에 엄지손가락을 대고 조금 세게 올려 누르다가 갑자기 뗀다. 이 방법을 두세 차례 되풀이하면 가려움이 없어지고 두드러기가 가라앉는다.

배의 중완혈[86]과 다리의 혈해혈[57]을 엄지손가락으로 3~4분 세게 누르고 문질러 준다.

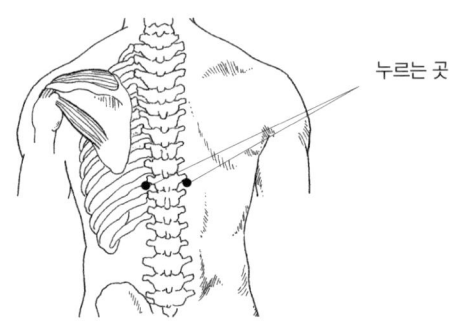

땀 내기

70~80℃ 땀 내기탕에서 10~15분씩 날마다 또는 하루걸러 한 번 땀 내기를 하면 만성, 한랭성 두드러기가 낫는다.

자극

손의 무명혈을 성냥개비나 볼펜 끝으로 꼭 눌러 자극을 준다.
두드러기점(발바닥 쪽 넷째발가락 뿌리 한가운데에서 3치 내려온 곳)을 끝이 뾰족한 물체로 30초씩 세게 여러 번 누른다.

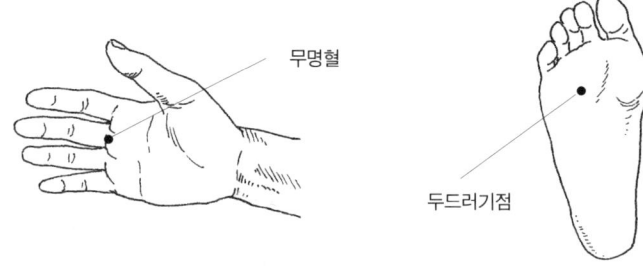

찜질

댑싸리 옹근 풀을 잘게 썰어 달여서 목욕을 하거나 아픈 곳을 찜질한다.

무를 강판에 갈아서 즙을 내고 헝겊에 적시어 두드러기 언저리를 문지르면서 찜질한다.

차가워서 생긴 두드러기에는 두드러기가 나지 않을 만큼 따뜻한 물에서 시작하여 물 온도를 0.3~0.5℃씩 낮추면서 예민해진 살갗을 가라앉히는 방식으로 목욕을 하거나 찜질한다.

약물

늙은 노란 탱자를 잘게 잘라서 끓인 물을 마시면 잘 낫는다.

뾰루지 및 뾰루지 몰림

살갗

뾰루지는 털집(모낭)이나 기름샘(피지샘)에 생긴 종기가 곪아서 고름이 나오는 염증이다. 뾰루지 몰림은 뾰루지가 한데 몰려 살갗 밑 조직(피하 조직)까지 깊이 곪은 것이다. '항종', '등창' 이라고도 한다.

주로 포도상 구균이 옮아서 생기는데 기름샘이 많은 얼굴과 등, 목덜미에 잘 생긴다. 그 밖에도 몸이 허약한 사람, 당뇨병을 앓는 사람, 비타민이 부족한 사람에게도 생길 수 있다.

뾰루지는 털집 언저리가 벌겋게 붓고 고름집이 생기고 이것이 콩알만 하게 커지면서 아프다. 고름집 속 한가운데에 근(농전)이 생길 때에는 오슬오슬 춥고 떨리면서 열이 난다. 얼굴에 생긴 뾰루지는 뇌와 가까우므로 손으로 짜거나 만지지 말아야 한다.

뾰루지 몰림은 처음부터 살갗이 벌겋게 부어오르면서 딴딴한 멍울이 지고 그 가운데에 벌집처럼 많은 잔 고름집과 더불어 근이 여럿 생긴다. 염증은 살갗 밑과 근육 막(근막)까지 깊이 퍼지며 살갗 밑 둘레 조직까지 거멓게 되고 몹시 아프며 오슬오슬 춥고 떨리면서 열이 난다. 심하면 중독 증상이 나타난다.

찜질

쇠비름 20~30g을 달인 물에 수건을 적시어 뾰루지가 난 곳에 대고 찜질한다. 찌끼를 헝겊에 싸서 찜질하기도 한다.
파 흰 밑뿌리나 마늘을 짓찧어 찜질한다.

다른 치료법

꽃이 피는 해바라기 대를 물에 넣고 고약처럼 될 때까지 졸여서 뾰루지에 바른다.
범의귀(호이초)를 깨끗이 씻고 짓찧어서 아픈 곳에 세 시간마다 한 번씩 갈아 붙이면 고름을 잘 빨아낸다.
마늘을 짓찧은 데에다 참기름을 잘 섞어 앓는 자리에 두텁게 붙인다. 마르면 새것으로 갈아 붙인다.
다시마와 해인초를 거멓게 구워 가루 낸 다음 식초와 소금을 넣고 잘 섞어 깨끗한 헝겊에 발라서 뾰루지가 몰린 곳에 붙인다.
자리공 어린잎을 짓찧어 아픈 곳에 바른다.

사마귀

살갗

각질층이 자라서 두터워지는 살갗병이다. 사마귀 모양은 여러 가지가 있다. 흔히 좁쌀이나 쌀알 크기로 생겨나 조금씩 커지면서 둥글거나 길둥근 꼴로 굳는다. 손, 발, 얼굴, 목에 잘 생긴다.

젊은이에게 생기는 밋밋한 사마귀는 연한 밤색이거나 희읍스름하다. 둥근 모양이나 다각형으로 판판하게 부풀어 오른 것이 흔히 대칭을 이루어 이마, 뺨, 눈꺼풀, 손등, 무릎, 팔에 생긴다.

쉰 살이 넘은 남자는 등, 가슴, 때로는 얼굴, 목, 손등에 잘 난다. 크기는 강낭콩이나, 포도알만 하며, 누런 회색, 누런 밤색, 검은색을 띠고 둥글게 돋거나 여러 모양으로 도드라진다.

- 마늘 한 쪽을 짓찧어 사마귀에 붙인 뒤 반창고로 붙여 두면 없어진다.
- 가지 꽃받침을 자른 다음 자른 면으로 사마귀를 문지르거나

가지 즙을 하루에 두세 번 사마귀에 바른다.
- 6, 7월에 명아주를 뜯어 그늘에 말려서 불에 태운 것 100g에 물 500㎖를 넣고 걸쭉하게 졸인다. 사마귀를 도려낸 다음 이것을 붙이고 얇은 비닐로 싸맨다.
- 사마귀 목을 머리카락이나 가늘고 질긴 실로 동여매 놓으면 4~5일 지나 떨어진다.
- 석회 40g을 술 10㎖에 6~7일 담근다. 사마귀를 물에 불린 다음 피가 나오지 않을 만큼만 칼로 도려내고, 석회 담근 술을 여러 번 발라 준다.

살갗 트기

살갗

살갗 조직 안에 섬유 성질을 갖는 물질이 자라서 살갗이 굳고 나중에는 터지는 증상이다.

손으로 물을 자주 다루는 사람에게 많이 생긴다.

겨울철에 드러난 살갗을 잘 관리하지 않아 처음에는 살갗이 꺼칠해지면서 붉거나 잿빛 얼룩이 생겼다가 굳어지면서 트고 피가 나오며 몹시 아프다.

- 터서 갈라진 살갗에 겨기름을 바르면 살갗이 부드러워지면서 낫는다.
- 유자 씨를 병에 넣고 술을 조금 섞어 두었다가 잠자기 전에 문질러 바르면 다음 날 아침에 살갗이 매끈해진다.
- 참깨를 잘 볶아 작은 주머니에 넣고 동여맨 다음 술에 적시어 비비면 즙이 나온다. 이것을 아픈 곳에 바른다.

습진

살갗

몸 안팎의 여러 원인으로 생체가 반응하는 성질이 바뀌면서 염증이 생기는 알레르기성 살갗병이다. 몸 바깥 원인에는 기계적 자극(비비거나 긁는 것, 눌리는 것), 물리적 자극(햇빛, 한랭, 온열), 화학적 자극(화학 약재, 옻, 반창고)이 있다. 몸 안 원인에는 중추 신경병, 위장병, 간염, 당뇨병을 비롯한 여러 질병이 있다. 월경이 고르지 못할 때도 생긴다.

급성 습진일 때에는 처음에 가장자리가 뚜렷하지 않은 붉은 반점이 생기고 차츰 좁쌀 또는 팥알 크기로 물집이 뭉치거나 퍼지면서 헐거나 곪아 터져 진물이 나오며 근질근질하다.

급성 습진이 오래 끌거나, 나았다 도졌다 하면 만성 습진으로 넘어가는데 이때에는 염증이 살갗 깊이까지 들어가 살갗이 두터워지고 더 퍼지지 않으면서 몹시 가렵다. 머리, 얼굴, 외음부, 팔다리처럼 살갗이 연한 곳에 잘 생긴다.

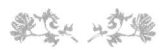

찜질

알로에 가시를 떼어 버리고 깨끗이 씻은 뒤에 쪼개어 즙이 나오는 쪽을 습진에 붙인다. 그 다음에 얇은 비닐을 덮고 붕대로 감아 한두 시간 동안 붙여 둔다. 이렇게 하루 한두 번 한다.

제철보다 일찍 된 감자(올감자)에서 싹이 나오는 부분을 도려내고 짓찧어 즙을 낸다. 그 즙을 약솜에 묻혀 습진에 문지르면서 바른다.

들기름을 약한 불에서 따끈하게 데워 솜에 묻혀 습진을 5~10분씩 문지른다. 이틀이나 사흘 하면 진물이 없어지고 딱지가 앉으며 가려움도 없어진다.

물 맞기

살갗이 갈라지거나 주름이 생기거나 두꺼워지거나 깊이 꺼져 들면 아픈 곳에 떨어지는 물을 맞거나 물 안마를 하면 좋다. 그러나 비비지는 말아야 한다.

해수욕

온몸 운동을 하고 공기욕을 3~5분 한 뒤에 20~30분쯤 해수욕을 한다. 해수욕이 끝나면 온천이나 수돗물에서 몸을 씻는다. 하루 두 번쯤 되풀이한다.

신경성 피부염

살갗

　흔히 심한 가려움증, 살갗 두드러기, 살갗 주름, 신경증이 나타나는 살갗병이다. 아직 원인이 분명히 밝혀지지 않았으나 정신 요인이나 신경 요인일 수 있다.
　염증이 좁게 자리 잡으면 목덜미, 목, 겨드랑이, 음부, 넓적다리 안쪽, 무릎 안쪽에 잘 생긴다. 살갗이 갑작스레 가려우면서 차츰 좁쌀이나 쌀알 크기로 두드러기가 돋는 만성 염증이다. 두드러기는 조금씩 많아지고 한데 합쳐지면서 연분홍색 또는 붉은 밤색 피딱지가 앉는다. 모양은 조금 도드라지고 가장자리가 좀 더 뚜렷하다. 이 때문에 아픈 살갗은 두터워지고 굵게 바뀌는 자리가 나타나며 딱지가 앉는다.
　넓게 생길 때에는 위와 같은 앓는 꼴이 온몸에 생긴다. 차츰 불안해하면서 잠을 자지 못하고 우울해지며 신경이 날카로워진다.

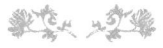

찜질

깨끗이 씻은 버들잎을 솥에 넣고 물을 10배로 부은 다음 10~20분 끓인다. 이 물을 식혀 가려운 곳을 자주 씻거나 담그고 찜질한다.

모래를 40~50℃로 데워서 주머니에 넣고 아픈 곳을 찜질한다.

감초와 물을 1:5로 섞어서 절반이 될 때까지 졸인 뒤 따뜻하게 식힌다. 그 물로 가려운 곳을 자주 씻거나 담그고 찜질한다.

느릅나무 뿌리껍질을 잘게 썰어 물에 넣고 진한 밤색이 될 때까지 달인다. 그리고 38~39℃가 되도록 식혀서 수건에 적셔 가려운 곳에 대고 30~40분씩 찜질한다.

뱀도랏 열매 100g을 깨끗한 헝겊에 싸서 물 1 l 를 붓고 30분쯤 달인다. 그 물에 수건을 적셔 가려운 곳에 대고 찜질한다. 그렇게 대여섯 번 하면 효과가 있다.

감탕

감탕을 41~42℃로 데워 가려운 곳에 바르고 8~10분 동안 찜질하면 효과가 있다.

온천

유황천, 라돈천, 염화염천, 단순천에 온몸을 담근다. 첫 이틀이나 사흘은 38~39℃에서 10~15분씩 하루에 한 번 목욕을 한다. 아픈 곳이 잘 낫게 하려면 온도를 39~41℃로 조금 높여 하루에 한 번 목욕을 한다. 가려운 곳만 두세 번 담가도 좋아진다.

해수욕

먼저 준비 운동이나 공기욕을 3~5분쯤 한다. 그런 뒤에 반드시 조금씩 물에 들어가야 한다. 헤엄치기, 물놀이를 하루에 한 번씩 5~15분 동안 한다. 치료가 끝난 뒤에는 수돗물이나 흐르는 물에 몸을 씻고 20~30분 쉰다.

여러 치료법 함께 쓰기

39~40℃ 유황천에서 목욕과 함께 감탕 찜질을 한다. 아울러 늘 햇빛 쪼이기를 하는 것이 좋다.

온천욕 한 가지만 할 때보다 햇빛 쪼이기와 해수욕을 함께 하면 효과가 훨씬 좋다.

티눈

살갗

기계적 자극을 받은 손바닥, 발바닥, 발가락과 같은 곳에서 각질이 불어나는 살갗병이다.

살갗 속에서 자라나며 무엇에 닿거나 걸을 때마다 몹시 아프다.

- 부추 잎과 뿌리를 잘게 썰고 짓찧어 티눈에 붙인 뒤에 깨끗한 헝겊을 대고 천으로 싸맨다. 하루에 한 번씩 갈아 붙였다가 잿물로 씻는다. 이렇게 하면 차츰 아픔이 없어지고 굳어진 조직이 부드러워지면서 낫는다.
- 붉나무 벌레집을 보드랍게 가루 낸 다음 송진에 개어 티눈에 바르고 7~10일 동안 싸매 둔다.
- 구기자나무 뿌리껍질과 잇꽃을 말려서 보드랍게 가루 내서 티눈을 베어 내고 바른 다음 싸맨다.

- 닭 뼈를 말려서 가루 낸 것 50g에 설파민 고약 10g을 고루 섞는다. 티눈을 파내고 이것을 바른 다음 반창고로 이틀 동안 붙인다.
- 잣 열 개를 까서 속살을 짓찧어 티눈을 조금 긁어낸 곳에 바른 다음 숟가락 끝을 데지 않을 만큼 달구어서 지진다. 하루 세 번쯤 되풀이한다.
- 씨를 발라낸 대추 살을 티눈에 붙이고 잔다. 이렇게 며칠 하면 티눈과 살갗 사이에 틈이 생긴다. 그러면 손톱으로 살살 긁어 틈을 크게 벌리고 다시 대추 살만 발라내어 붙인다. 그러다 보면 티눈이 빠진다.

화상

살갗

불, 끓는 물, 뜨거운 김, 난로, 전기, 벼락, 짙은 황산이나 염산과 같이 열을 내는 물질과 화학 물질 때문에 다친 것이다.

얼마나 심하게 데었는지에 따라 1도에서 3도까지 나눈다. 1도에는 살갗이 벌겋게 되면서 쓰리고 아프다. 2도에는 살갗에 물집이 생긴다. 3도에는 살갗과 근육이 죽으면서 떨어진다.

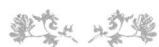

응급 치료

열이 나는 물질을 몸에서 빨리 떼어 내야 한다. 옷이나 신발도 빨리 벗겨 내되, 덴 곳을 자극하지 않도록 조심해야 한다. 또한 중요한 것은 덴 자리에 병균이 들어가지 않게 하고 따뜻하게 해 주어야 한다는 것이다. 덴 자리가 넓거나 물집이 터져 있으면 소독한 헝겊이나 갓 다림질한 홑이불을 씌워 주고 붕대는 감지 말아야 한다. 물집은 되도록 터뜨리지 말고 몸을 따뜻하게 한다. 혈장이 많이 빠져나갔을 때에는 연한 소금물이나 소다수를 1/2컵쯤 마신다. 또한 진통제나 진정제로 아픔을 덜어 주어야 한다.

찜질

깊지 않은 화상이면 깨끗한 수건을 찬물에 적시어 덴 곳에 대고 1시간에서 1시간 30분 정도 찜질한다.

깨끗한 물에 소다를 3% 풀어서 덴 곳을 씻어 주거나 담근다.

늙은 오이 속을 파내어 깨끗한 천에 싸서 덴 곳에 대고 찜질한다.

소금물을 3~10%로 타서 끓인 뒤에 덴 곳을 씻거나 담근다. 깊지 않은 화상이면 고운 소금 속에 덴 곳을 묻어 둔다.

날달걀 흰자위를 덴 곳에 발라 준다.

생감자를 강판에 갈아서 덴 곳에 대고 찜질한다.

아마 씨 20g을 쪄서 덴 곳에 대고 찜질한다.

바닷물

바닷물을 끓여 소독한 뒤에 따뜻할 때 덴 곳을 거듭 씻어 주거나 약솜이나 깨끗한 천에 적시어 덴 곳을 감아 준다.

다른 치료법

꿀을 깨끗한 천에 발라서 덴 곳에 붙인다.

두부를 뭉개어 덴 곳에 바르면 아픔이 멎는다. 주로 끓는 물이나 김에 데었을 때 하면 좋다.

황산이나 질산, 염산 같은 화학 물질에 데었을 때에는 재빨리 상처를 깨끗한 물로 씻는다. 알칼리성 물질에 데었을 때에는 신맛이 나는 과일즙이나 식초로 씻고 물로 씻은 다음 기름을 바른다.

알로에를 깨끗이 씻고 가시를 없앤 뒤 쪼개어 덴 곳에 대 준다.

콩기름과 참기름을 같은 양으로 섞어서 끓인 데에다 소금을 반숟가락 녹여서 깨끗한 사기그릇에 담아 두고 깨끗한 천에 발라서 덴 자리에 하루 한 번씩 붙인다.

난로나 다리미, 뜨거운 물에 데었을 때에는 먹는 김을 물에 적시어 붙여 준다. 한 번 붙여서 낫지 않으면 다음날 그 위에 여러 겹 더 붙여 준다. 김에 들어 있는 색소는 열과 화상 독을 빨아들이고 아픔을 멈추게 하며 흠집도 막아 준다.

비뇨기와 생식기

급성 콩팥염
대하
만성 방광염
만성 콩팥염
발기부전
불임증
야뇨증

오줌이 안 나올 때
월경통
음부 가려움증
입덧
정액이 샐 때
질염

급성 콩팥염

비뇨기와 생식기

콩팥 사구체(콩팥 모세 혈관이 실뭉당이처럼 공 모양을 이룬 곳)에 생긴 급성 염증이다. 편도염이나 감기를 앓고 난 뒤에 생길 수 있다. 또 귀앓이처럼 고름이 생기는 살갗 염증을 앓거나 류머티즘을 앓은 뒤에도 생길 수도 있다. 그 밖에 몸을 차게 했을 때에도 생길 수 있다.

갑자기 열이 나고 눈꺼풀이 붓고 숨이 가쁘고 기침이 나고 허리가 아프다. 또한 오줌 양이 줄면서 피오줌이나 단백 오줌을 누기도 하며 혈압도 오른다.

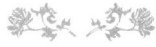

누르기

장딴지 승산혈에 두 엄지손가락을 겹쳐 대고 곧추세워 15초씩 세 번 내리누른다. 양쪽을 번갈아 누르는 것이 좋다.

발바닥 용천혈에 두 엄지손가락을 겹쳐 대고 발등 쪽으로 힘껏 15초씩 누른다.

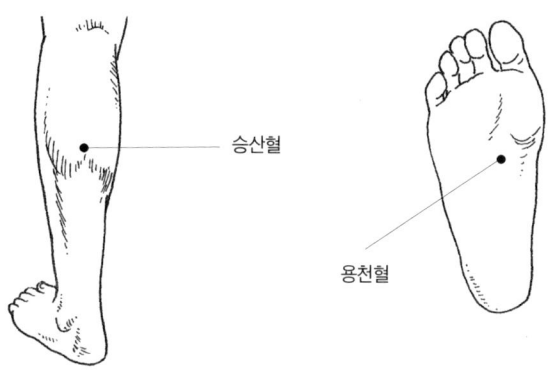

찜질

40~45℃로 데운 물에 수건이나 헝겊을 적셔 짜서 콩팥 자리에 대거나 고무주머니 또는 비닐 주머니에 더운물을 넣어 30~40분씩 콩팥 자리에 대고 찜질한다.

뜨겁게 데운 납작한 돌을 헝겊이나 수건에 싸서 콩팥 자리와 발바닥에 대고 찜질한다.

여우오줌풀 40~60g에 설탕이나 소금을 조금 넣고 짓찧어 배꼽을 중심으로 지름 6cm, 두께 0.5~1cm로 붙이고 찜질한다. 하루에 한 번 갈아 준다.

파를 짓찧어 배꼽을 중심으로 지름 6cm, 두께 0.5~1cm로 붙이고 하루 두세 번 찜질한다.

온천

오줌이 잘 나오게 하려면 찬 약수를 아침 빈속이나 식후 두세 시간 지나서 400~500㎖씩 마신다.

다른 치료법

다리가 부었을 때에는 생강을 강판에 갈아 밀가루와 반죽하여 종이나 헝겊에 발라서 발바닥에 붙인다. 10분쯤 누워 있으면 발바닥이 따뜻해지면서 붓기가 내린다.

생강 한 쪽을 강판에 갈아서 소금을 약숟가락으로 두세 숟가락 넣은 다음 더운물을 섞어서 발목까지 담근다. 그대로 20분쯤 있으면 온몸이 후끈해지면서 붓기가 내린다.

대하

비뇨기와 생식기

여성 생식기에 병이 나서 흐르는 분비물로, '이슬'이라고도 한다. 트리코모나스 질염, 자궁 내막염, 그리고 자궁과 질에서 피가 나서 생기는 질병도 이슬이 흐르는 까닭에 든다.

만성 염증일 때에는 희끄무레한 이슬이 흐르고, 트리코모나스 질염일 때에는 거품 섞인 흰 이슬이 흐른다. 자궁에 나쁜 세균이 있을 때 고름 섞인 벌건 이슬이 흐르는데 양이 많고 냄새가 고약하다.

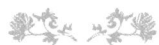

찜질

40~50℃로 데운 모래주머니를 골반 가운데에 대고 30~60분씩 찜질한다. 10~20회를 한다.

무시래기를 욕조에 맞는 양으로 끓인 뒤에 소금을 조금 넣고 목욕을 할 수 있을 만큼 식힌다. 그 다음에 온몸을 담그고 땀을 낸다. 하루에 두세 번 되풀이하면 효과 있다.

감탕을 42~44℃로 데워 아랫배에 바르고 15~20분씩 하루걸러 한 번 찜질한다. 이렇게 20회를 한다.

땀 내기

온도 60~90℃, 상대 습도 10~15%인 마른열 땀 내기탕에서 10~15분씩 날마다 또는 하루걸러 한 번 땀 내기를 한다. 1주일쯤 쉬었다가 다시 한다.

운동

앉은 채로 숨을 길게 들이마시며 아랫배가 한껏 들어가게 하고, 숨을 천천히 내쉬면서 아랫배가 불어나게 한다. 이때 두 손바닥을 아랫배에 대고 배가 들어갈 때에는 누르고 배가 나올 때에는 손바닥에 힘을 뺀다. 10~20분씩 하루에 1~2회 한다.

만성 방광염

비뇨기와 생식기

방광 끈끈막(점막)에 생긴 만성 염증이다. 흔히 대장균, 포도상 구균, 연쇄상 구균, 폐렴 구균이 옮아서 생긴다. 그 밖에 요도염, 전립선염으로부터 위쪽으로 염증이 옮고, 신우염으로부터 아래쪽으로 염증이 옮으며, 방광 둘레에 옮은 것이 림프를 통해 다른 곳으로 옮아가서 병을 일으키기도 하며, 기계적 자극, 알레르기, 결석, 그리고 오줌이 잘 나오지 않거나 변비가 있을 때, 추위, 월경, 임신 때문에도 생길 수 있다.

오줌 눌 때 아픈 느낌이 있을 뿐 아니라 오줌이 흐리면서 자주 나온다. 오줌 검사를 해 보면 백혈구, 적혈구, 상피 세포가 적게 나타난다. 방광 속 끈끈막이 붓고 또 벌겋게 피가 몰려 있다.

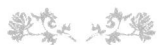

찜질

50~55℃로 데운 모래를 헝겊 주머니에 넣어 아랫배에 대고 20~30분씩 찜질하되 하루 한 번씩 15~20일 한다.

납작하고 동그란 돌 두 개를 뜨겁게 데워 헝겊이나 수건에 싸서 하나는 아랫배에 대고 다른 하나는 사타구니에 대고 찜질한다.

파 100g을 조금 짓찧어 방광 자리에 대고 20분씩 하루 세 번쯤 찜질한다.

만성 콩팥염

비뇨기와 생식기

급성 콩팥염을 잘 치료하지 않으면 증세가 나았다 더했다 하면서 만성으로 이어질 수 있다. 또 차가운 자극을 오래 받았을 때나, 신장 안쪽에 있는 신우에 염증이 생겼을 때에도 일어난다.

몸이 붓고, 혈압이 올라가고, 단백 오줌이 나온다. 원인이 콩팥에 있으면 몸이 붓고 단백 오줌을 누지만 혈압은 정상이다. 고혈압 때문이면 혈압이 오르고 심장에 변화가 있으나 붓기와 단백 오줌은 심하지 않다. 병의 원인이 여러 가지 섞였을 때에는 앓는 꼴도 뒤섞여 나타난다.

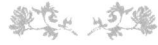

누르기

등과 허리의 위수혈[108]과 삼초수혈[102], 신수혈[104]에 두 엄지손가락을 겹쳐 대고 곧게 위에서 아래로 15초씩 세게 내리누른다.

다리 승산혈[51]과 발바닥 용천혈[64]에 두 엄지손가락을 겹쳐 대고 곧추세워 15초씩 세 번 내리누른다. 양쪽 혈을 번갈아 내리누르는 것이 좋다. 승산혈을 꾸준히 자극하면 다리 언저리에 피가 잘 돌고 붓기가 내린다. 용천혈을 오래 자극하면 온몸이 건강해지고 오줌도 잘 나온다.

정수리의 백회혈[24], 귀와 목 사이 풍지혈[22]을 손끝으로 누른 뒤에 배의 천추혈[88]을 누르고, 그 다음으로 등의 견정혈[92], 폐수혈[112], 풍문혈[113], 허리의 심수혈[106]을 15초씩 서너 번 되풀이해서 눌러 준다. 또 허리의 신수혈[104], 기해수혈[96], 대장수혈[98], 관원수혈[94], 지실혈[110]을 누르고, 배의 기해혈[78], 수분혈[82], 중극혈[85], 무릎의 혈해혈[57], 다리 오금의 곡천혈[49], 음릉천혈[54]을 15초씩 두세 번 거듭 눌러 준다.

찜질

뜨겁게 데운 돌을 헝겊에 싸서 밤마다 발바닥에 대고 30분에서 1시간씩 찜질한다.

발기부전

비뇨기와 생식기

남자에게 생기는 질병으로, 생식기가 제구실을 못하거나 생식능력을 잃은 것이다. 지나친 성생활, 정신 피로, 오랜 기간 성생활을 하지 않았을 때 생길 수 있다.

우울하고 기억력이 나빠지며 잠이 오지 않고 머리가 무겁다. 또한 허리가 아프고 팔다리가 떨린다. 바깥 생식기가 늘 차고 무거우며 고환이 아프다. 오줌이 자주 마렵기도 하다.

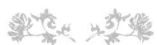

누르기

안쪽 복사뼈 뒤에 엄지손가락을 대고 똑바로 세 번 15초씩 내리누른다. 날마다 누르면 온몸이 건강해진다.

뒷머리 뇌호혈을 10초씩 세 번 곧게 누른다.

등의 폐수혈과 궐음수혈을 10초씩 세 번 곧게 누른다. 이 방법은 엉덩뼈(골반부) 안쪽으로 피가 많이 흐르게 도와 아랫배와 음낭을 따뜻하게 해 준다.

　무릎 뒤 음곡혈에 두 엄지손가락을 겹쳐 대고 10초씩 세 번 곧게 누른다. 이 방법을 쓰면 정력이 빠르게 되살아난다.

　배꼽 쪽 천추혈과 관원혈을 엄지손가락 끝으로 10초씩 세 번 곧게 누른다. 이 방법을 쓰면 성호르몬이 잘 분비된다.

　배꼽 아래 수도혈과 곡골혈을 엄지손가락 끝으로 10초씩 세 번 가볍게 누른다. 이 방법은 아랫배 힘을 세게 해 주고, 호르몬 분비도 잘되게 하여 생식 기능이 좋아진다.

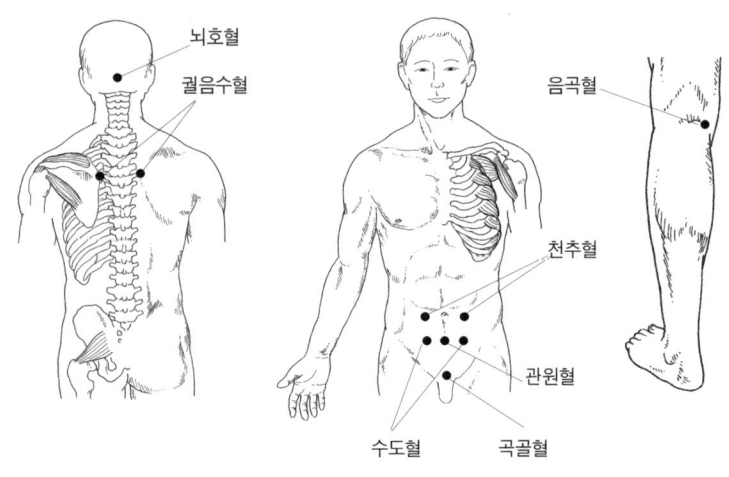

운동

　아침저녁으로 코로 숨을 힘껏 들이쉬고 20~30초 멈추면서 아랫배에 힘을 주고 있다가 입으로 천천히 내쉬는 운동을 여러 번 되풀이한다.

쪼그리고 앉아서 발 앞부분만 땅을 딛고 발뒤꿈치를 들고 무릎과 상체를 올렸다 내렸다 한다. 발 앞부분은 땅에서 떼지 말고 몸만 쪼그려 뛰듯이 움직인다.

물 맞기

분수처럼 세차게 솟구치는 물로 생식기와 항문 사이에 물줄기 맞기를 5~6분 한다.

여러 치료법 함께 쓰기

생식기가 일어나지 않을 때에는 더운물 목욕, 물줄기 맞기, 물로 비비기와 함께 탄산천에서 목욕을 한다. 더운물 목욕을 할 때 물 온도는 36~38℃가 알맞다.

다른 치료법

흥분이 빠르고 너무 일찍 사정하거나 자신도 모르게 정액이 흘러나오면 솔잎을 물에 넣고 36~38℃로 끓여서 목욕한다.

불임증

비뇨기와 생식기

부부가 별 탈 없이 성생활을 하는데도 몇 해가 지나도록 임신하지 못하는 것이다. 남성 생식기가 제대로 자라지 못했을 때, 여성 생식기에 염증이 생겼을 때, 배 속이나 작은 골반 아래쪽 장기를 수술한 뒤에 조직이 잘못 붙었을 때, 영양 상태가 안 좋을 때, 결핵에 걸렸을 때, 그리고 비타민이 모자랄 때에도 불임증이 생길 수 있다.

때로 머리가 아프거나 무겁고 나른하며 소화가 잘 안 되고, 온몸에 찬 느낌이 들고, 잠을 제대로 못 잘 수도 있다.

여성의 몸을 따뜻하게 하여 임신을 돕는 방법은 다음과 같다.

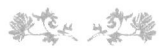

찜질

보드랍게 비빈 약쑥 30g에 백반 2%를 탄 물 100㎖를 뿌려서 잘 말린다. 그것으로 띠를 만들어 아랫배에 두르고 다닌다. 또는 약쑥 20g에 백반 2%를 탄 물 100㎖를 뿌리고 헝겊에 싸서 아랫배에 놓고 그 위에 뜨겁게 데운 돌을 올려 찜질한다.

난관이 막혀서 생긴 불임증이면 감탕을 42~44℃로 데워서 골반을 30~40분씩 찜질한다.

골반을 중심으로 45~50℃로 데운 모래로 30~60분 찜질하기를 10~20회 한다.

온천

온천에서 목욕을 하면서 모래찜질도 같이 하면 좋다. 질 안에 온천물을 흘려 넣는 치료도 더불어 한다.

야뇨증

비뇨기와 생식기

흔히 어린아이가 세 살이 지나서도 자주 잠자리에서 오줌을 누는 증상이다. 보통 잠들어서 두세 시간 뒤에 오줌을 누는데 날마다 또는 며칠에 한 번씩 눈다. 심할 때에는 하룻밤에 여러 번 누기도 한다.

아이를 돌보는 이는 음식을 짜게 먹이지 말고 물을 많이 먹이지 말며 잠들기 전과 잠든 뒤에 두세 시간 지나서 오줌을 누게 해야 한다.

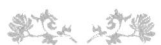

자극

유황 60g과 파 7개를 함께 짓찧어 배꼽에 하룻밤 붙여 두었다가 다음 날 뗀다.

등허리의 소장수혈, 비수혈, 위수혈, 삼초수혈, 신수혈, 다리 안쪽의 삼음교혈을 손가락 끝으로 누르거나 비비면서 자극한다.

발바닥 용천혈, 정수리 백회혈을 손가락으로 누르거나 밀면서 자극을 준다.

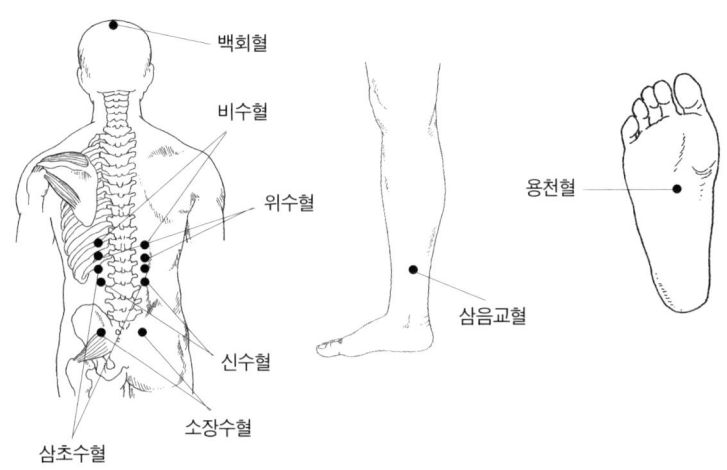

다른 치료법

닭 모래주머니 노란 껍질(계내금)을 깨끗이 씻어 말리고 참기름, 들기름과 함께 볶아서 가루를 낸다. 이 가루를 하루에 서너 번씩 먹이면 효과가 좋다.

오줌이 안 나올 때

비뇨기와 생식기

여러 까닭으로 오줌을 누지 못하여 방광 안에 오줌이 차 있는 병이다. 요로 결석(콩팥에서 방광으로 가는 오줌관에 오줌 성분이 가라앉아 돌처럼 굳은 것), 뇌에 탈이 났을 때, 척수에 병이 들어 방광을 움직이는 신경이 마비되었을 때, 그 밖에 배에 수술을 받은 뒤에도 생길 수 있다.

오줌이 잘 나오지 않아 방광이 몹시 저리고 아프며 아랫배가 늘 무지근하면서 시원하지 않다. 기능적인 요폐증(해부학적으로 별 탈이 없는데도 뜻대로 오줌을 조절하지 못하는 것으로, 신경병의 하나)일 때에는 원인 치료를 하면서 다음 치료법을 같이 쓴다.

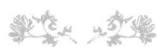

자극

향불을 새끼발가락 지음혈에 가까이 대서 따끈하게 5분쯤 자극한다. 이렇게 줄곧 7~10일 한다.

같은 방식으로 향불로 발바닥 용천혈을 자극한다.

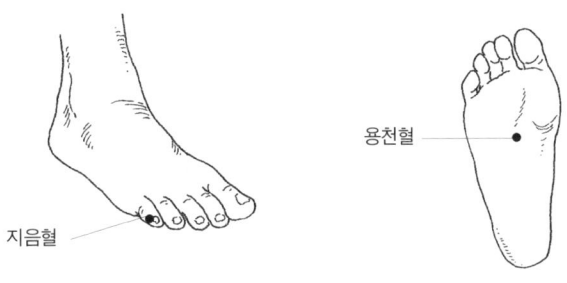

찜질

달래를 깨끗이 씻어 짓찧은 다음 따뜻하게 데워서 방광 자리에 대고 찜질한다.

파 흰 밑뿌리 3쪽을 소금 반 숟가락과 함께 잘 짓찧어 헝겊에 싸서 방광 자리에 대고 위에 얇은 비닐을 덮은 다음 따끈하게 데운 돌이나 다리미를 올려놓는다.

뜨겁게 볶은 소금 50~100g을 헝겊 주머니에 넣어 아랫배에 대고 찜질한다.

약쑥을 짓찧어 볶아서 방광에 올려놓고 그 위에 달군 돌이나 다리미를 대고 찜질한다.

파 뿌리를 데쳐서 뜨거운 것을 그대로 헝겊에 싸서 아랫배에 대고 따뜻하게 찜질하면 오줌을 잘 누게 된다.

월경통

비뇨기와 생식기

월경을 바로 앞두고 있거나, 막 시작했거나, 끝나자마자 아랫배와 허리가 아프고 피로한 느낌과 불쾌한 느낌이 드는 것이다.

아랫배가 갑자기 아플 때도 있고 줄곧 아플 때도 있다. 월경이 시작되기 전부터 끝날 때까지, 때로는 월경이 끝난 뒤에도 이어질 수 있다. 그 밖에도 머리아픔, 메스꺼움, 게우기, 피로한 느낌, 불쾌한 느낌, 위장 언저리 아픔, 설사가 따를 수 있다.

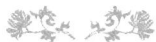

자극

사관혈(양손의 합곡혈[46]과 양발의 태충혈[70]을 통틀어 이르는 말)을 끝이 뾰족한 것이나 손끝으로 눌러 자극을 주면 아픔이 잦아든다.

삼음교혈을 손끝이나 끝이 뾰족한 도구로 생리통이 있을 때마다 30초씩 여러 번 세게 누른다.

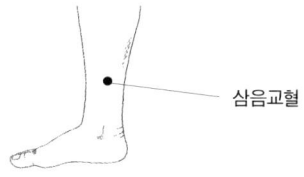

삼음교혈

찜질

소금 500g을 솥에 넣고 센 불에 볶는다. 이것을 헝겊 주머니에 넣어 아랫배에 대고 30분쯤 찜질한다. 식으면 다시 갈아 준다.

축축하게 적신 약쑥 잎을 수건에 고루 편 다음 얇은 차돌을 뜨겁게 하여 그 위에 올려놓고 싸서 아랫배에 대고 찜질한다.

소금 500g을 센 불에 볶다가 향부자 가루 30g을 넣고 고루 섞어 가며 볶는다. 그리고는 식초 150㎖를 조금씩 뿌리면서 고루 섞은 다음 헝겊 주머니에 넣어 아랫배에 대고 30분~1시간 찜질한다.

온천

염화염천, 유황천에서 목욕을 한다.

음부 가려움증

비뇨기와 생식기

생식기 언저리가 몹시 가려운 증상이다. 신경을 지나치게 써서 생길 수도 있지만, 질염, 자궁 내막염에 걸렸을 때나, 이슬(대하)이 많이 흐르면서 그 자극으로 생기는 일이 더 많다.

생식기 거죽이 몹시 가렵고 밤에는 더 심해져서 잠도 잘 못 잔다. 긁으면 피가 나고 오래 지나면 생식기 거죽에 습진이 생기거나, 신경 쇠약에 걸릴 수도 있다.

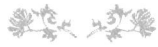

자극

양관혈, 대장수혈, 소장수혈, 꼬리뼈 끝에서 1치 위 자극점을 끝이 뾰족한 도구로 살이 벌겋게 되도록 하루에 한 번 자극한다.

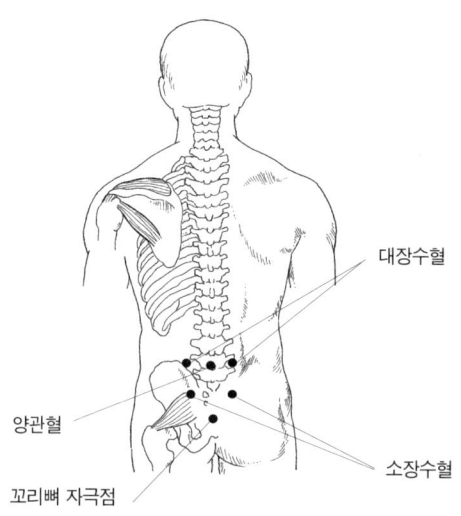

대장수혈
양관혈
소장수혈
꼬리뼈 자극점

다른 치료법

도꼬마리 옹근 풀을 달인 뒤 찌꺼기를 버린다. 그러고는 40℃ 쯤으로 데워서 하루에 여러 번 음부를 씻는다.

너삼을 물에 달여 찌꺼기를 버린 다음 그 물로 목욕하거나 음부를 씻는다.

뱀도랏 열매 50g에 물 500㎖를 넣고 달인 물로 음부를 씻는다.

황벽나무 껍질과 감초 25g씩에 물 500㎖를 넣고 달여서 가려운 곳을 씻는다.

입덧

비뇨기와 생식기

흔히 임신 두세 달째에 메스꺼움을 앓는 증상이다. 첫 임신 때에 특히 심하다. 심하면 음식을 전혀 먹지 못하고 속이 메슥거리며 토한다. 메스꺼움은 식사와 관계없이 하루에 10~15번쯤 나타난다. 이렇게 되면 몸이 여위고 살갗이 마르며 눈이 움푹 들어간다.

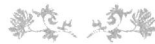

누르기

등 양쪽 어깨뼈 사이를 손가락으로 내리누르면 아픈 곳(압통점)이 있는데, 이 자리를 손가락으로 누르면서 비빈 다음 손목의 내관혈[34]과 간사혈[33]을 손가락으로 누르면서 문질러 주면 메스꺼움이 멎는다.

머리 뒤 뇌호혈에 두 엄지손가락을 겹쳐 대고 15초씩 세게 3~5

회 누른다.

등의 독수혈과 격수혈에 두 엄지손가락을 나란히 대고 같은 세기로 15초씩 3~5회 누른다.

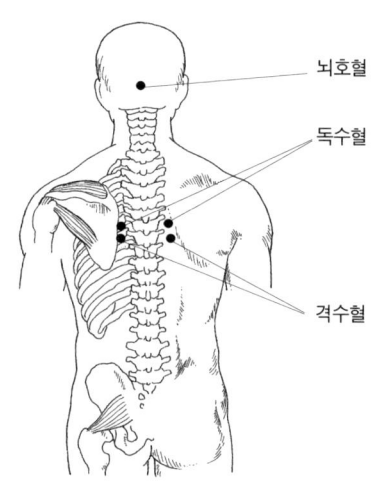

자극

배의 신궐혈과 중완혈을 성냥개비나 나뭇가지로 10초씩 비비면서 서너 번 자극한다.

다리 삼음교혈에 향불로 5~8회 자극한다.

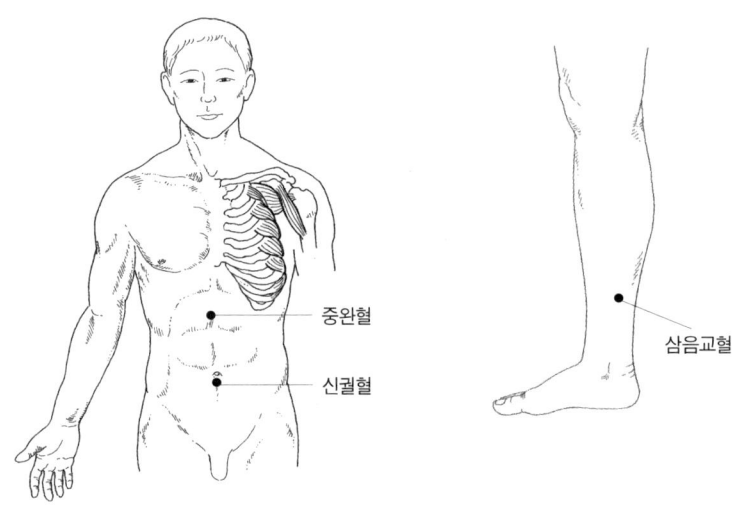

〈주의〉

누르기와 자극 주기는 모두 조심해야 한다. 입덧은 임신 4~12주 사이에 생기는데 이때에는 태아가 자리를 제대로 잡기 전이므로 삼음교혈 같은 혈자리를 잘못 자극하면 유산될 위험이 있다. 임신한 지 얼마 안 되었을 때에는 침이나 뜸 같은 자극을 주어도 안 된다.

정액이 샐 때

비뇨기와 생식기

몸이 허약하여 자기도 모르게 정액이 저절로 나오는 병이다. 신경이 쇠약하거나, 척추를 다쳤거나, 지나친 성생활 때문에 생길 수 있다.

정신이 우울하고 흐리멍덩하며 잠을 못 자고 머리가 늘 아프다. 또 자주 어지럽고 맥을 못 추며 식은땀이 난다. 게다가 성적인 흥분 없이 정액이 저절로 나온다.

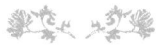

누르기

뒤통수 뇌호혈, 등 기해수혈, 허리 대장수혈에 엄지손가락을 곧추세워 15초씩 세 번을 내리누른다. 이 방법을 여러 차례 되풀이한다.

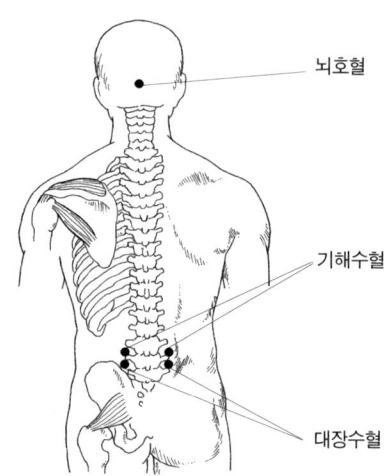

찜질

붉나무 벌레집 20g을 보드랍게 가루 내서 식초에 개어 밤마다 배꼽에 붙이고 찜질한다.

질염

비뇨기와 생식기

질 끈끈막에 생기는 염증으로, 흔히 세균이나 칸디다, 트리코모나스 균이 감염되어 생긴다. 그 밖에도 이물질, 약물, 온열 자극을 받거나, 스스로 청결을 유지하는 몸 기운이 약해졌을 때에도 앓을 수 있다.

질에서 대하가 많이 흐르고 바깥 생식기가 몹시 가려우며 열이 나고 아프다. 질 벽이 벌겋게 붓고 대하에서 고약한 냄새가 나며 거품이 섞인다. 때로 아랫배가 무지근한 느낌이 들고 오줌이 잦으며 오줌 눌 때 아프기도 하다. 트리코모나스 질염은 나았다가 더했다가 하면서 오래 끄는 것이 특징이다.

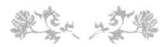

감탕

감탕을 데워서 질 안에 넣는 치료를 하면 효과 있다.

온천

온도가 낮은 온천물로 질을 여러 번 씻으면 효과 있다.

바닷물

바닷물을 끓여서 20~27℃로 식히고 밤알 크기로 뭉친 솜을 여기에 적시어 질을 깨끗이 닦아 낸다. 다음에 질 벽을 조이지 않을 만한 크기로 솜뭉치를 만들어 실로 꼬리를 달고 질 속에 넣었다가 16~24시간이 지나서 꺼낸다.

다른 치료법

뽕잎 달인 물로 생식기 거죽과 질 안을 씻어 낸 뒤에 끓인 물에 약솜 뭉치를 적시어 질 안에 넣어 준다.

할미꽃 뿌리를 잘게 썰어 달인 뒤 찌꺼기를 버리고 다시 걸쭉하게 졸인다. 이것을 약솜에 묻혀 하루 한 번씩 질 안에 넣어 주는 방식으로 10일 동안 치료한다.

살구 씨를 볶아서 보드랍게 가루 내어 풀에 갠 것을 약솜 뭉치에 묻혀서 질 안에 넣고 24시간 두었다가 뺀다.

복합 병증

감기
갱년기 장애
고혈압
구루병
당뇨병
소아마비 후유증
신경 쇠약증
잠을 못 잘 때
저혈압

감기

복합 병증

　예부터 감기는 모든 병의 뿌리로 일컬어지는데도 사람들은 감기쯤 병으로 여기지 않는다. 감기만으로는 큰 병이 아닐 수도 있겠지만 이로 말미암아 생기는 다른 병, 특히 폐렴 같은 병은 제때에 다스리지 않으면 뒤탈이 크게 생긴다.

　감기는 흔히 몸을 차게 하거나 온도가 갑자기 달라질 때 목 안이나 살갗을 자극하고 바이러스나 세균이 옮아서 윗숨길(상기도)에 생기는 급성 카타르성 염증이다.

　감기에는 보통 감기도 있고 바이러스성 감기도 있다. 보통 감기는 코가 막히고 콧물이 나고 재채기와 기침을 한다. 열이 나고 머리와 팔다리가 쑤시듯 아프다. 때로는 설사를 하고 온몸이 견딜 수 없이 괴롭다. 바이러스성 감기는 옮는 힘이 세다. 사흘쯤 잠복기를 거쳐서 갑자기 춥고 떨리고 열이 나면서 머리와 팔다리가 쑤신다. 또 코가 막히고 콧물이 나고 기침과 가래가 나오고 재채기도 한다. 그리고 결막에 핏발이 서서 눈이 벌겋게 될 수도 있고, 목 안에 염증이 생겨서 아플 수도 있다. 열은 이틀이나 사흘이면 내린다. 오래 끌면서 낫지 않을 때에는 세균이 다시 옮아서 다른 병까지 생길 수 있다.

누르기

기침이 날 때에는 등 쪽 대추혈[99]과 신주혈[105]을 손가락으로 15초씩 꼭 누르면서 비벼 준다.

가래가 있을 때에는 명치끝과 등 쪽 풍문혈[113]을 손가락으로 10~15초씩 세 번 누른다.

귀 뒤 풍지혈[22]을 엄지손가락으로 15초씩 세 번 누른다.

두 엄지손가락을 제4목등뼈 옆 양쪽 지압점에 대고 처음 5초는 내리누르고, 6~8초 동안은 위로 세게 누른다. 그리고 10초 뒤에 힘을 뺀다.

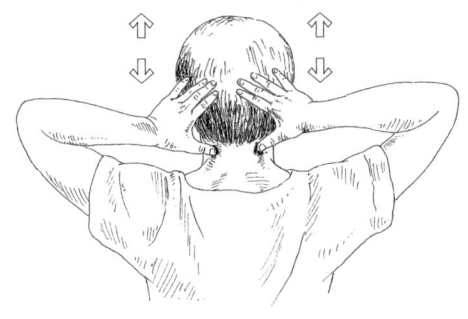

자극

열 내림점(집게손가락과 가운뎃손가락이 갈라지는 사이에 우묵한 곳)을 머리핀이나 성냥개비 또는 볼펜 끝으로 찌르는 것처럼 힘주어 누르고 열댓 번쯤 비비며 돌린다.

유감점(가운뎃손가락 안쪽으로, 첫째 뼈마디와 둘째 뼈마디 사이에 있는 중간점)을 머리핀이나 볼펜 끝으로 다섯 번쯤 돌리며 자극을 준다. 머리핀이나 성냥개비 또는 볼펜 끝을 30도쯤 눕혀 찌르듯이 다섯 번 누르며 돌리면서 자극한다.

발에 있는 감기점(발목 가로금 한가운데 홈에서 둘째, 셋째 발가락 사이를 따라 2.5㎝ 내려가서 손가락으로 누르면 아픈 곳)을 머리핀이나 볼펜 끝으로 세게 찌르고 비비며 돌린다.

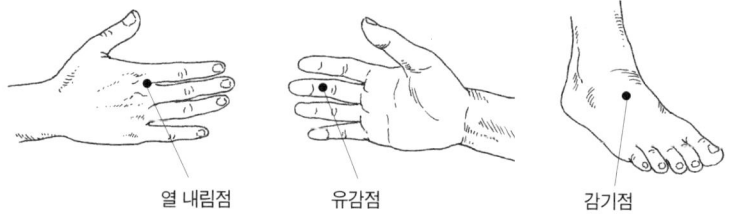

열 내림점   유감점   감기점

팔의 상척택혈[30]을 머리핀이나 볼펜 끝으로 찌르듯이 세워 누르며 자극한다. 손끝에 저린 느낌이 올 때까지 비비며 돌린다.

대추혈과 풍문혈에 향불을 가까이 댔다가 뜨거우면 드는 방식으로 20~30회 거듭 자극을 준다.

등쪽 폐수혈을 눌러서 뚜렷이 아픈 점(압통점)을 찾은 뒤, 거기에 향불을 가까이 댔다가 떼는 식으로 열 번 남짓 자극한다.

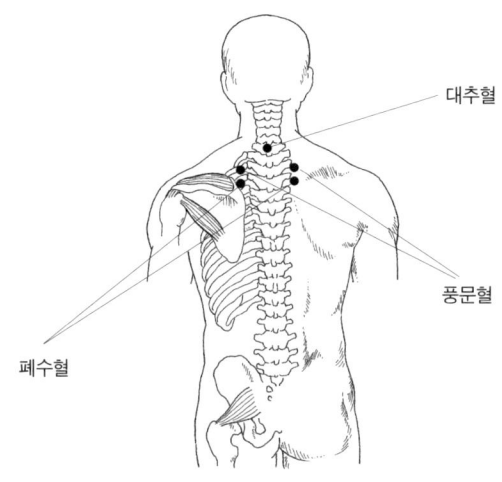

찜질

으슬으슬 추우면서 몸살이 날 때에는 납작한 돌을 따끈하게 데워 헝겊에 싸서 등에 대고 30~40분 동안 찜질하면 효과 있다.

머리가 아플 때에는 찬 물주머니나 얼음주머니를 머리에 대고 찜질하되 더워지면 찬 것으로 자주 갈아 준다.

가슴이 답답하고 열이 날 때에는 겨자를 짓찧어 더운물에 개어 깨끗한 헝겊에 1~2㎝ 두께로 펴서 하루에 한두 번 10~20분씩 앞가슴에 대고 찜질한다.

솔잎을 쪄서 아랫목에 깔고 홑이불을 씌운 다음 그 위에 누워 한두 시간 땀을 낸다.

파 흰 부분을 잘게 썰어서 헝겊 주머니에 넣어 찐 다음 수건에 싸서 알맞은 온도로 조절하여 목과 앞가슴, 콧등에 대고 찜질한다.

땀 내기

온도 70~90℃ 상대 습도 10~20%인 마른열 땀 내기탕이나 온도 40~50℃ 상대 습도 60~80%인 젖은열 땀 내기탕 또는 약찜 땀 내기탕에서 10~15분 동안 땀 내기를 한다. 하루에 한 번씩 이틀이나 사흘 줄곧 하면 효과 있다. 땀 내기가 끝나면 온도 차이가 너무 나지 않은 곳에서 땀을 식힌 다음 옷을 입는다.

자연치료

하루에 한두 번 30분씩 햇빛 쪼이기를 열 번 남짓 한다.

갱년기 장애

복합 병증

여성이 폐경기를 앞두고, 또는 이미 월경이 없어진 뒤에 난소에 탈이 생겨 자율 신경이 제구실을 못하는 병이다. 갱년기 곧 월경이 없어지는 나이(45~50살)에 생긴다. 체질, 성격, 성생활의 차이에 따라서 앓는 이도 있다.

흔히 기억력이 나빠지고, 쉽게 지치고, 잠들지 못하고, 눈이 잘 안 보이고, 신경이 날카로워지고, 머리가 아프다. 그 밖에도 가슴이 두근거리고, 땀을 많이 흘리고, 어지러우며, 혈압이 비정상적으로 오르내리기도 한다. 손발이 차거나, 뼈마디가 아프거나, 소화가 안 되거나, 입맛이 바뀌거나, 비만이 되기도 한다.

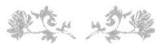

감탕

감탕을 44~48℃로 데워서 아랫배와 골반에 대고 30~40분씩 찜질한다.

땀 내기

온도가 60~80℃ 되는 젖은열 땀 내기탕에서 10~15분씩 하루걸러 땀 내기를 한다. 땀 내기탕에 솔잎, 잣나무 잎, 익모초, 약쑥을 넣고 끓이면서 땀 내기를 하는 것이 좋다.

자연치료

날씨가 포근할 때 산중턱이나 바닷가를 아침저녁으로 20~30분씩 거닌다.
기온이 28~32℃ 일 때 바닷가에서 20~30분 동안 온몸에 모래찜질을 하루걸러 한 번씩 한다. 모두 20회 한다.

고혈압

복합 병증

혈압이 자주 높아지거나 높은 혈압이 줄곧 이어지는 병이다(최고 혈압이 150~160mmHg 이상이거나 최저 혈압이 90~95mmHg 이상인 경우). 동맥 경화증, 콩팥 질병, 내분비 질병, 지나친 정신적 긴장, 나쁜 감정, 비만증, 짠 음식이나 술을 지나치게 먹거나 마실 때, 담배를 지나치게 피울 때 생길 수 있다.

머리가 아프고 무거운 느낌, 목이 뻣뻣한 느낌, 귀울림 증상을 비롯하여 가슴이 두근거리고, 숨이 가쁘고, 손발이 저리고, 잠이 들지 못하고, 눈이 잘 안 보이고, 혈압이 높아진다. 임상에서 3기까지 나누는데 1기에는 심장 혈관 계통에는 변화가 없지만 혈압이 정상 한계를 넘어서 오르내린다. 2기에는 다른 장기 계통에 병리 변화가 나타난다. 3기에는 심장이 제대로 기능을 못한다. 1, 2기 때에 다음 치료법을 쓴다.

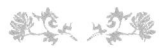

누르기

정수리 백회혈[24]과 코와 윗입술 사이 인중혈[12]을 엄지손가락이나 집게손가락으로 세게 누른다.

아픈 이의 양쪽 어깨 사이와 목을 손바닥으로 5~10분 동안 누르면서 비벼 준다.

땀 내기

마른열 땀 내기나 약찜 땀 내기를 한다. 마른열 땀 내기는 온도 70~90℃, 상대 습도 5~10%로 한다. 약찜 땀 내기를 할 때에는 온도 45~60℃, 상대 습도 60~80%에서 처음 6~7일 동안은 하루걸러 한 번씩 한다. 다음부터는 아픈 사람 상태를 고려하여 하루에 한두 번 할 수 있다. 한 번 땀 내기 할 때 5분에서 시작하여 차츰 시간을 늘려 25분까지 한다. 그렇게 15~20회를 한다.

땀 내기 하기 전에 영사 0.5~1g에 참깨 한 숟가락을 섞어서 씹어 먹고 땀내는 방에 솔잎, 잣 잎을 깔고 눕거나 앉아서 하루 한 번 10~20분씩 땀을 낸다.

온도가 60~100℃인 탕에서 땀 내기를 하되 처음에는 견딜 만한 온도에서 시작하여 온도를 조금씩 높인다. 한 번 땀 내기 할 때 10~15분씩 하루에 한 번 하고, 40℃ 물에서 목욕한 뒤에 30분을 쉰다. 첫째 바퀴 치료에서는 하루 한 번씩 열흘쯤 한다. 둘째 바퀴 치료에서는 하루걸러 한 번씩, 모두 5~7회 땀 내기를 한다. 셋째 바퀴 치료에서는 4~5일에 한 번씩, 모두 다섯 번 땀 내기를 한다. 넷째 바퀴 치료는 한 달 동안 두세 번 땀 내기를 한다.

약찜 땀 내기도 효과가 좋다. 먼저 가마에 대추나무 잎 500g을 넣고 하루 동안 우려낸 뒤에 약찜 땀 내기탕(온도 45~60℃, 상대 습도 70%)에서 하루에 한 번씩 15~20분 동안 땀 내기를 한다.

운동

빨리 걷기나 달리기, 자전거 타기, 헤엄치기, 뜀뛰기와 팔다리 뼈마디를 부드럽게 움직이는 운동을 하면 효과 있다.

하루에 10~12㎞를 걷되 1분에 70m쯤 걷는다. 혈압이 높은 환자는 처음에는 천천히 1.5㎞쯤 걷고, 열흘이 지나면 2㎞, 15일이 지나면 거리를 더 늘리고 속도를 높이는 것이 좋다. 만일 최고 혈압과 최저 혈압이 다 높고 약을 먹어도 떨어지지 않으면 급하게 걷거나 오래 걷지 말고 조금씩 속도를 내면서 여러 날 같은 거리를 걸어 익숙해진 다음에 속도를 높이고 거리를 늘리는 것이 좋다.

달리기를 하루에 20~30분 하는 것이 좋다.

헤엄치기는 혈압을 낮추는 가장 좋은 방법이다. 높은 혈압이 160mmHg가 넘고 낮은 혈압이 90mmHg이면 하루 한 번씩 10~20분 헤엄을 치는 것이 좋다.

방바닥에 각진 나무나 음료수 병처럼 발바닥을 자극하기 좋은 도구를 놓고 하루에 서너 번씩 5~10분 동안 밟는다.

다시 걸상 모서리에 앉아 무릎을 펴서 발끝을 곧게 편 다음 발끝으로 발목을 스무 번쯤 돌린다. 그런 다음 방바닥에 앉아 왼쪽 다리를 곧게 펴고 발목을 90도로 굽힌다. 이어서 오른쪽 다리를 왼쪽 다리와 같이 움직인다. 이 운동을 스무 번쯤 되풀이한다. 걸상에 앉아서 발뒤축을 방바닥에 닿게 하고 두 다리를 곧게 편 다음 두 주먹으로 넓적다리부터 발끝까지 차례로 5분쯤 두드린다. 이 운동이 끝나면 손바닥으로 다리를 문지른다.

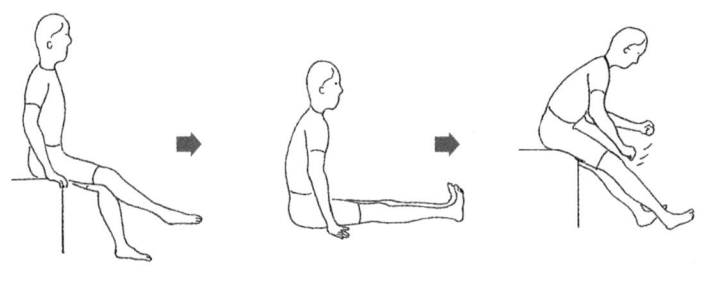

온천

감탕(42~43℃) 목욕을 15분씩 모두 15회 한다.

단순천, 라돈천(37~38℃)에서 15~30분씩 14~20회 목욕하거나, 염화염천에서 하루 10~15분씩 마찬가지로 목욕을 한다.

탄산천(35~36℃)에서는 처음에는 6분 동안 하다가 나중에는 12분까지 늘려 목욕을 한다. 이틀 하고 하루 쉬는 꼴로 10~15회를 한다.

자연치료

산이나 바다에서 공기욕도 하고 거닐기도 하면서 푹 쉬는 것이 좋다. 고혈압 1~2기에는 17~20℃ 온도에서 공기욕을 20~40분 한다.

기온 23~25℃에 20~30분 동안 햇빛 쪼이기를 한다.

20℃가 넘는 바닷물에서 2~3분, 24~25℃에서는 5~7분, 26℃에서는 10분씩 목욕을 한다.(고혈압 2기 I 상)

구루병

복합 병증

비타민 D가 모자라 뼈가 잘 굳지 않으면서 여러 신경과 근육이 제구실을 못하는 병이다. 어린아이에게 생긴다.

병에 걸린 아이는 흥분하거나 불안해하며 땀을 잘 흘리고 깊은 잠에 들지 못한다. 뒤쪽 머리카락이 빠지고 숫구멍이 빨리 닫히지 않으며 갈비뼈와 물렁뼈 사이에 뼈가 자라나서 염주처럼 된다. 손목과 발목 뼈 끝이 두꺼워지고, 젖니가 늦게 나며 머리 모양이 네모나게 바뀐다. 심하면 가슴이 역삼각형이 되거나, 척추가 활처럼 굽거나, 엉덩뼈 기형을 보인다. 무릎이 바깥쪽이나 안쪽으로 휘어 비정상적인 모습이 되고, 두 발로 서는 때가 늦고 키가 자라지 않기도 한다. 이 밖에도 근육에서 당기는 힘이 약해지고 자주 헛배가 부르고 설사한다. 또한 간과 비장이 커지고 빈혈이 생길 수도 있다.

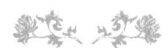

자연치료

기온이 20~30℃일 때, 오전 10시에서 오후 2시 사이에 하는 것이 좋다. 발, 종아리, 넓적다리, 배, 가슴 순서로 2~4분에서 시작하여 50분까지 늘린다. 햇빛 쪼이기가 끝나면 목욕을 하거나 젖은 수건으로 몸을 닦고 20~30분 동안 그늘에서 놀게 한다.

여름철에 창문을 연 방이나, 문발을 친 놀이방이나, 나무 그늘에서 옷을 벗고 놀면서 깨끗한 공기와 햇빛을 함께 받게 한다.

나이에 따른 공기욕 및 햇빛 쪼이기 시간과 기온은 다음과 같다.

구분	나이			
	3~6달	7~12달	1~2살	3~4살
기온(그늘에서)	23~25℃	22~23℃	20~22℃	18~20℃
공기욕과 햇빛 쪼이기 시간	1분	2분	5분	5분
몸에 뱄을 때(25일 뒤)	15분	30분	45분	60분

당뇨병

복합 병증

췌장 안의 작은 세포 무리에서 분비되는 인슐린이 모자랄 때에 생기는 병이다. 췌장 질병, 간장 질병, 유전, 비만, 잦은 임신, 내분비계에 탈이 생겼을 때, 그리고 호르몬제를 오래 썼을 때에도 생길 수 있다.

온몸이 나른하면서 몹시 갈증이 나고 밤에 오줌을 많이 눈다. 많이 먹어도 몸이 여윈다. 살갗이 마르고 거칠어지며 몸이 자주 가렵고 뾰루지가 잘 생기며 혈당량이 130㎎/dl를 넘어 높아지고 오줌에 당이 섞여 나온다.

찜질

당뇨병으로 말초 신경에 탈이 났을 때에는 감탕을 40~42℃로 데워서 하루에 한 번 아픈 곳을 10~20분씩 찜질한다. 이렇게

10~15회를 한다.

운동

걷기와 달리기 같은 운동이 좋다. 날마다 또는 하루걸러 시간을 정해서 10분 운동하고 5분 쉬는 방식으로 20분씩 운동한다. 이렇게 하루에 세 번, 땀이 조금 날 만큼 한다.

온천

탄산수소천수를 밥 먹기 30~60분 전에 260~300ml씩 하루에 세 번 마신다. 차츰 양을 늘리면서 600~800ml까지 마신다.
라돈천, 유황천(37~39℃), 탄산천(35~36℃)에서 목욕을 한다.

자연치료

따스하고 자극이 없는 곳에서 공기욕과 햇빛 쪼이기를 함께 한다. 공기욕은 날이 맑고 따뜻할 때 20~30분에서 40~60분까지 조금씩 늘리면서 한다. 햇빛 쪼이기는 질병에 맞서는 힘을 길러 준다.

소아마비 후유증

복합 병증

소아마비를 앓은 뒤에 남은 증상이다. 어린아이가 척수 마비를 앓은 뒤로 근육이 쪼그라들어 다리가 가늘어지고 뼈마디가 비정상적인 모양으로 바뀌면서 마비되어 뻣뻣해진다. 또한 마비된 다리가 짧아지고 맥을 못 추면서 쓰지 못한다.

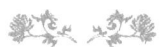

누르기

팔이 마비되었으면 제7목등뼈와 어깨뼈 아래위 끝, 손등 제1~2 손가락 뼈마디 사이를 손바닥과 손가락으로 누르고 주물러 준다.

다리가 마비되었으면 제2~5허리뼈 각각의 사이와 그 언저리를 떨며 누르고 쓰다듬어 준다. 그리고 마비된 쪽 엉덩이와 넓적다리 앞뒤와 바깥, 장딴지 앞뒤와 바깥, 발목의 앞, 안쪽 복사뼈와 바깥 복사뼈 뒤를 골고루 누르면서 비벼 준다.

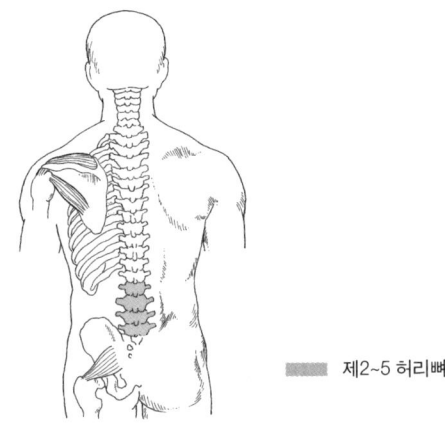

■ 제2~5 허리뼈

운동

병이 낫기 시작할 무렵 온천에서 운동욕을 한다. 곁에서 돕거나 아픈 아이 스스로 여러 가지 운동을 하게 하면서 누르기 치료를 함께 한다.

감탕

나아질 때와 후유증을 앓을 때에 쓴다. 감탕을 40~42℃로 데워서 마비된 곳에 바르고 학교에 갈 나이가 안 된 아이는 8~10분, 학교에 갈 나이가 된 아이는 10~15분씩 찜질한다. 이렇게 모두 12~16회를 한다.

물 맞기

위에서 떨어지는 물을 맞거나 물 안마를 하면 피가 잘 돌고 신경과 근육이 되살아나는 효과가 있다. 10~15분씩 날마다 또는 하루걸러 한 번씩 모두 10~15회 한다.

온천

병이 나아지기 시작할 때 모래찜질과 함께 온천욕을 한다. 37~38℃ 온도에서 8~12분씩 하루걸러 한 번 모두 12~18회 한다.

척수 반사대(제7~12등뼈) 언저리에 모래찜질과 온천욕을 같이 해도 좋다. 40~42℃ 온도에서 8~15분씩 하루걸러 한 번 하는 방식으로 모두 12~14회 한다.

자연치료

공기욕, 햇빛 쪼이기, 해수욕을 늘 하는 것이 좋다.

약물

인동 줄기를 솥에 푹 달여 마시면 마비가 풀리는 일도 있다. 달인 물이 매우 쓰므로 설탕 같은 것을 타서 먹어도 된다.

신경 쇠약증

복합 병증

　신경 계통 기능이 약해져서 신경을 조금만 쓰면 금방 피로해지는 증상이다.
　긴 시간에 걸친 정신적 긴장, 머리를 곁에서 다쳤을 때, 병균이 옮아서 생긴 질병, 만성 내장 질병, 내분비 질병, 만성 중독에 걸렸을 때에 생길 수 있다.
　잠을 잘 못 자고, 머리가 아프고, 가슴이 두근댄다. 또 대수롭지 않은 일에 쉽게 흥분하고 감정을 스스로 억누르지 못하며, 어지럼증과 손발 저림이 있고 몸 여기저기 아픈 증상을 보인다. 자율 신경이 제구실을 못해 덥거나 찬 느낌이 들고, 땀이 나고, 심장 언저리가 아프거나 불쾌한 느낌이 들기도 한다.
　아픈 이는 어리광을 부리고, 변비와 설사에 시달리고, 눈썹과 손가락이 떨리고, 어떤 일에 정신을 모으지 못하거나 기억력이 떨어지고, 바깥에서 오는 자극에 지나치게 반응한다.

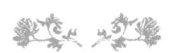

누르기

머리가 아프거나, 눈앞이 캄캄하고 어지럽거나, 잠들지 못할 때에는 머리 부분에 있는 백회혈, 인당혈, 태양혈, 뇌호혈, 풍지혈에 엄지손가락을 대고 15초씩 세 번 누른다.

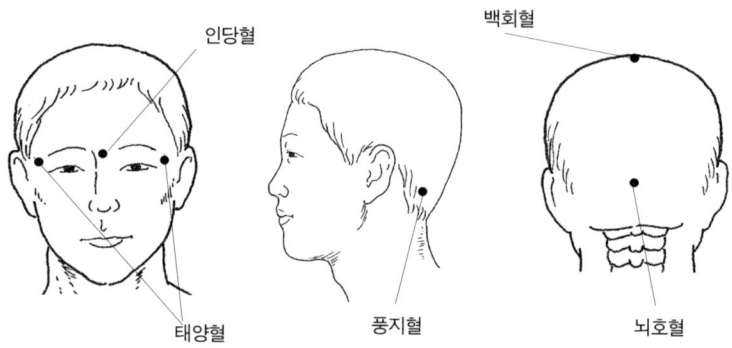

자극

잠자리에 눕기 전에 발바닥 실면혈을 머리핀이나 볼펜 끝으로 세게 자극한다. 신경 쇠약으로 잠을 못 잘 때 이렇게 나흘에서 닷새 계속하면 잠을 잘 자게 된다.

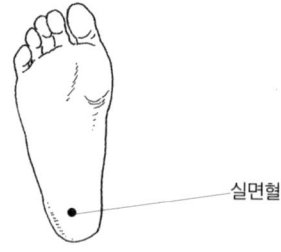

땀 내기

온도는 70℃가 넘고 상대 습도가 10~20%인 마른열 땀 내기탕 또는 온도 40~50℃에 상대 습도 60~80%인 젖은열 땀 내기탕에서 15~20분 동안 땀 내기를 한다. 하루에 한 번씩 15~20회를 한다. 되도록 잠자기 전에 하는 것이 좋다.

땀 내기 가마 안에 참쑥 2~3kg을 넣고 젖은열 땀 내기를 할 때 효과가 더욱 높다.

물 맞기

바닷물 맞기를 한다. 온도는 36℃부터 시작하여 차츰 28℃까지 낮추면서 5~10분 동안 빙빙 돌아가는 물줄기를 맞거나, 위에서 밑으로 떨어지는 물줄기를 맞는다. 15~20일 동안 줄곧 한다.

물총 맞기를 한다. 앓는 이를 버팀판에 기대게 하고 3~5m 앞에서 견딜 만큼 센 압력으로 온몸에 물총을 쏜다. 시간은 1~2분에서 3~5분까지, 하루 한 번씩 모두 15~20회를 맞는다.

2~3m 높이에서 떨어지는 물을 맞아도 좋고, 온천 물줄기를 맞아도 좋다. 하루 한 번씩 15~20분 동안 15~20일을 맞는다.

온천

흥분을 가라앉히려면 라돈천이나, 브롬요오드천(36~38℃)에서 15~20분씩 날마다 목욕을 한다. 모두 18~20회를 한다.

신경을 너무 억누르다 탈이 난 이는 탄산천이나 인공 황화수소 천에서 목욕을 하면 좋다. 36℃부터 시작하여 조금씩 30℃까지 낮추면서 하루걸러 10~15분 모두 10~12회 목욕을 한다. 또는 염화염천에서 36℃부터 39~40℃까지 온도를 높이면서 10~15분씩 날마다 또는 하루걸러 모두 16~20회 목욕을 한다.

자연치료

산이나 바닷가를 찾는다. 쉽게 홍분하는 홍분형 환자는 산길을 걸으며 삼림욕과 햇빛 쪼이기를 한 뒤에 낮잠을 잔다. 삼림욕과 햇빛 쪼이기는 10분에서 시작하여 30~60분까지 차츰 늘려 간다. 너무 억누르다 병이 난 억제형 환자는 30분을 넘기지 말아야 하며, 여름철에 바닷가에서 공기욕, 햇빛 쪼이기, 해수욕을 함께 한다. 해수욕은 식후 한두 시간 지나서 바다에 들어가 10분 헤엄치고 10분 쉬기를 반복한다. 처음에는 2~3분부터 시작해서 차츰 15분까지 늘린다. 모두 30~40회 해수욕을 한다.

여러 치료법 함께 쓰기

홍분형 환자는 라돈천, 브롬천, 요오드천에서 날마다 목욕을 하면서 자연치료를 같이 한다. 억제형 환자는 탄산천, 황화수소천에서 하루걸러 한 번 10~15분씩 목욕을 하면서 자연치료를 함께 한다. 치료 효과는 홍분형이 억제형보다 빨리 나타난다.

잠을 못 잘 때

복합 병증

여러 병으로 잠을 제대로 못 자는 증상이다. 지나치게 피곤할 때, 정신 자극을 받았을 때, 신경 쇠약에 걸렸을 때, 동맥 경화, 고혈압, 정신병 초기처럼 뇌수 조절 기능이 흐트러질 때 잠을 제대로 못 잔다.

경우에 따라 잠들기 힘들거나, 깊이 자지 못하거나, 너무 일찍 깨거나, 줄곧 꿈만 꾸는 증상을 보인다.

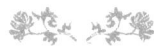

누르기

귀 뒤쪽 예풍혈을 잘 문질러 긴장을 풀고 15초씩 손가락으로 누르고 가볍게 비벼 준다.

정수리 백회혈[24]을 문지른 다음 목 뒤, 어깨와 등을 위에서부터 차례로 내려오면서 가볍게 비빈 다음 두드려 준다.

발바닥 실면혈[61]을 뾰족한 것으로 세게 누르면서 비벼 준다.

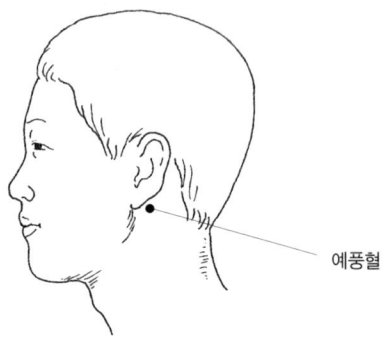
예풍혈

자극

몸이 피곤해서 생긴 잠 못 드는 병은 잠자기 전에 찬물로 얼굴, 손발을 씻으면 잠이 잘 온다.

신경이 날카로워져서 잠이 오지 않을 때에는 미지근한 물로 20분쯤 목욕을 하거나 뜨거운 물에 발을 몇 번 담그면 잠이 잘 온다.

땀 내기

온도가 70~80℃이고 상대 습도가 10~20%인 땀 내기탕에서 땀을 내되 처음에는 15분부터 시작하여 20분까지 할 수 있다. 날마다 또는 하루걸러 한 번 한다.

운동

두 발을 모으고 반듯이 누워서 발을 들어 올려 두 손으로 발끝을 잡은 다음 조금 힘을 주면서 당겨 머리가 무릎에 닿게 한다. 이것을 천천히 다섯 번 되풀이한다.

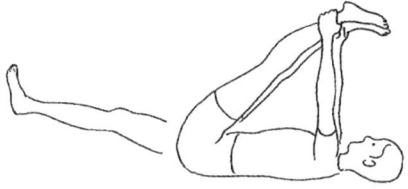

반듯이 엎드린 다음 두 무릎을 굽혀 두 손으로 발목을 잡고 천천히 가슴과 무릎을 들어 올린다. 이를 다섯 번 되풀이한다.

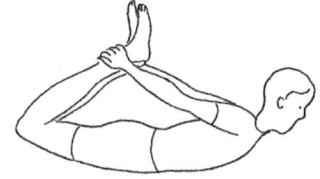

물 맞기

3m 높이에서 떨어지는 25℃ 온천을 하루에 20분씩 팔, 다리, 어깨 순서로 맞는다.

자연치료

산이나 바닷가에서 하루 한두 번 25~30분씩 거닌다. 처음에는 1분에 50~60걸음 속도로 걷고, 조금씩 빠르게 2시간까지 거닌다.

다른 치료법

신경 쇠약으로 잠들지 못할 때에는 솔잎과 박하 잎을 9:1로 섞어 넣은 베개를 늘 베고 자면 좋다.

저혈압

복합 병증

동맥 압력이 정상 혈압보다 낮으면서 여러 증상이 나타나는 병이다(최저 혈압이 90mmHg에 미치지 아니하는 경우). 타고난 체질이나 유전 때문에 생길 수도 있고, 자율 신경이나 내분비계에 탈이 났기 때문일 수도 있다. 또는 심한 외상을 입고 피를 많이 흘렸거나 혈액이 병들었을 때에도 생길 수 있다.

쉽게 피곤하고 머리가 어지럽고 띵하며 가슴이 두근거리고 심장이 답답하며 아프다. 또한 손발이 저리거나 차갑고, 얼굴이 창백하고, 느린 맥이 나타날 수 있다. 어지럼증은 앉았다가 갑자기 일어서거나 오래 서 있을 때 더 심하다. 그 밖에도 정신을 집중하지 못하거나 숨이 가쁜 증상도 나타난다.

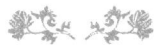

누르기

승압점(손등 쪽 손목 가로금 한가운데)을 손가락 끝으로 여러 번 세게 누른다. 여러 까닭으로 혈압이 떨어질 때에 쓴다.

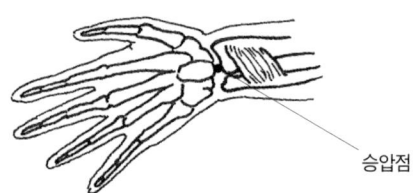
승압점

운동

걷기 운동이 좋다. 처음 일주일은 하루에 1km쯤 걷고, 차츰 거리를 500m씩 늘려 3km까지 걷는다. 빨리 걸었다가 천천히 걷기를 거듭하는 것이 좋다.

달리기도 좋다. 10초 달리다가 20초 걷는 운동을 하루 3~5회 줄곧 하면 효과 있다.

온천

탄산천에서 목욕을 한다. 35~36℃에서 시작하여 차츰 28~30℃까지 낮추면서 이틀 하고 하루 쉬거나, 하루걸러 한 번 한다. 모두 12~15회를 한다.

라돈천에서 목욕을 한다. 37℃에서 8~12분 동안 하루걸러 한 번씩 모두 12~16회를 한다.

자연치료

공기욕을 한다. 20℃부터 시작하여 14℃까지 낮추는 방식으로 하루에 한두 번 20~30분씩 10~15일 동안 한다.

해수욕은 온도와 시간을 맞춰서 한다. 20~22℃에서 2~3분, 24~25℃에서 5~7분, 26℃가 넘는 온도에서 10분쯤 한다.

■ 찾아보기

ㄱ

가려움증 220
가슴이 두근거릴 때 92
가슴이 쓰릴 때 95
가슴이 아플 때 97
갈비뼈 사이 신경통 100
감기 272
갱년기 장애 277
게울 때 105
결막염 44
경련이 일어날 때 206
고혈압 279
구루병 284
급성 위염 108
급성 콩팥염 242
기침을 할 때 110

ㄴ

난청 및 귀울림 46
냉병 209
농가진 222

ㄷ

다래끼 49
담낭염 114
당뇨병 286
대하 245

동상 184
두드러기 223
딸꾹질을 할 때 117

ㅁ

만성 간염 120
만성 기관지염 125
만성 방광염 247
만성 위염 129
만성 장염 134
만성 콩팥염 249
머리가 아플 때 51
머리와 눈이 피로할 때 57
멀미가 날 때 60
목이 아플 때 62
무좀 186

ㅂ

발기부전 251
발이 무겁거나 화끈거릴 때 188
발이 찰 때 190
배가 아플 때 137
변비가 있을 때 142
불임증 254
비염 64
뾰루지 및 뾰루지 몰림 226

ㅅ

사마귀 228
살갗 트기 230
생인손 191

302 | 약 안 쓰고 병 고치기

설사를 할 때 146
소아마비 후유증 288
손발이 저릴 때 193
숨이 가쁠 때 150
습진 231
신경성 피부염 233
신경 쇠약증 291
심장 신경증 152

중이염 80
질염 269

ㅊ

천식 160
축농증 82
치질 172

ㅇ

앉음뼈 신경통 168
암내 195
야뇨증 256
어깨가 아플 때 196
어깨 뼈마디 둘레 염증 199
어지러울 때 66
얼굴 신경 마비 69
열이 날 때 211
오줌이 안 나올 때 258
월경통 260
위경련 155
음부 가려움증 262
이가 아플 때 72
인후염 76
입덧 264
잇몸 염증 78

ㅋ

코 막힘 84

ㅌ

타박상 및 후유증 214
탈모증 86
탈항 175
티눈 236

ㅍ

편도염 88

ㅎ

허리가 아플 때 177
헛배가 부를 때 165
화상 238

ㅈ

잠을 못 잘 때 295
저혈압 299
접질림 202
정액이 샐 때 267
젖앓이 158